SHODENSHA
SHINSHO

ピロリ菌

——日本人6千万人の体に棲《す》む胃癌の元凶

伊藤慎芳

祥

まえがき

　二〇〇五年のノーベル医学生理学賞は、一九八二年にピロリ菌（ヘリコバクター・ピロリ）の培養を初めて成功させ、その後もこの菌についての研究を続けて功績のあったオーストラリアのウォーレンとマーシャルが受賞しました。ピロリ菌の発見とその後の研究は、細菌学のみならず、胃炎、胃・十二指腸潰瘍《かいよう》、胃癌《いがん》についての教科書を書き換えることになるほど重要で、画期的なことだったのです。

　たとえば、大部分の胃癌にはピロリ菌が関与していると考えられるようになり、一九九四年にWHO（国際保健機構）のIARC（国際癌研究機関）によって、ピロリ菌は「確実な発癌因子」と認定されました。感染するとさまざまな程度の胃炎を起こしますが、胃・十二指腸潰瘍や胃癌を発生するのは一部であり、病気との関連の解明についてはまだ研究課題が残っています。

　胃癌の発症に関連する因子は数多く検討されており、たとえば食習慣による塩分摂取量との関連性には否定できないものがあります。つまり、胃癌に至るには、ピロリ菌の感染状態、その菌の種類、感染者の遺伝的な素因、食生活などの多くの要因が複合していると考えるのが正しいのかもしれません。

一方、「ピロリ菌に感染したことのない人では胃癌をほとんど発症しない」、あるいは「ピロリ菌の感染者は胃癌のリスクが格段に高い」という報告が次々になされており、ピロリ菌の感染はほとんどの胃癌発症の「前提条件に近い」存在と考えられるようになってきています。なお、実際にはピロリ菌感染とは無関係な胃癌もありますが、それはかなり稀なことであり、おそらく日本人では数パーセント以下でしょう。

さて、ピロリ菌感染の日本の現状は驚異的といえます。中高年層では約七〇〜八〇%が感染者で、日本全体で約六〇〇〇万人がピロリ菌に感染していると推定されています。また、検診のデータなどから推定すると、毎年、数百万人が胃・十二指腸潰瘍と診断され、約一〇万人程度が胃癌と診断されています。死因の統計からは、年間約五万人が胃癌で死亡していることがわかっています。

これらはある時点での数字なので、感染者数と胃癌患者数の間には大きな隔たりがありますが、感染状態が長年続いた人を観察した結果、一〇年間で五%程度に胃癌が発生した、という報告もあります。また、一九九七年現在の累積罹患率《るいせきりかんりつ》を用いて推定すると、「現在の日本人が生涯で胃癌に罹患する割合は、男性で一〇人に一人、女性で二〇人に一人以上」とされています。つまり、ピロリ菌感染者の多い日本人は、生涯のうちに胃癌と診断される事態をある程度覚悟する必要があり、特に感染者の場合はその確率が高まるといえるでしょう。胃の定期検査をないがしろにはできないのです。

ピロリ菌感染の診断と治療の方法や、どういう人に胃癌のリスクが高いのかなどは、相当程度判明してきています。まず、ピロリ菌に感染しているかどうかは、簡単に検査できます。血液や尿で検査する方法が経済的で普及していますが、内視鏡を使った方法や呼気（吐いた息）で調べる方法もあります。

治療法については、通常は三種類の薬を一週間服用することによって、八〇％程度の成功率で除菌することができます。除菌することで胃・十二指腸潰瘍の再発リスクが激減するために、二〇〇〇年以降は、「胃・十二指腸潰瘍」の病気がある場合には健康保険が適用されるようになりました。ところが、以前から抗生物質を内服していた場合には除菌しにくくなっている、という事実も判明してきています。これは、当初は有効であった抗生物質に対してピロリ菌が耐性を示すようになったためで、最近は抗生物質の組み合わせを変えて治療する必要のあるケースが増えてきています。

前述したようにピロリ菌感染の診断法は容易なのですが、本人の希望によって感染の有無を調べる場合や潰瘍のない人が除菌治療を受ける場合には「保険適応外」になる、という健康保険上の問題があります。実際には、慢性胃炎の状態で治療を希望される場合や、胃癌で亡くなったご家族をお持ちの方が発癌のリスクを下げるために「自費」で除菌するケースも増えてきています。

このほか、二〇〇六年二月現在では健康保険の対象となっていない疾患でも、胃MALTリンパ腫《しゅ》でピロリ菌感染がある場合には除菌治療によってリンパ腫の縮小が認められるケースがあり、特発性血小板減少性紫斑病《とくはつせいけっしょうばんげんしょうせいしはんびょう》という病気では除菌治療で血小板数が改善するケースがあって注目されています。最近ではさらに、ピロリ菌感染と慢性蕁麻疹《まんせいじんましん》や動脈硬化にまでも関連性があるという報告があり、今後の検証が必要と考えられています。

本書では、ピロリ菌とは何か、病気との関係、感染の実態、検査法・除菌治療法、感染予防対策、食事や生活習慣との関係などについて解説します。特に、胃・十二指腸の潰瘍および胃癌が、ピロリ菌とどのような関係にあり、どうしたらよいのか、除菌治療による胃癌の予防効果はどの程度示されているのかなどについて、最新のデータをまじえて紹介します。また、検査結果を生かして人間ドックなどの検診を賢く受ける方法や、食品、サプリメントの摂取の有用性などについても専門医の立場から解説し、アドバイスさせていただきます。

専門用語にはなるべく簡単な解説を入れ、必要に応じてコラムなども加え、多くの方に理解していただけるように書いたつもりですが、部分的には多少難解な用語が出てくるところがあることをご容赦ください。わかりにくいところは跳ばし、興味を持たれたところを中心にお読みくださって結構です。逆に、専門家の方には説明が不十分であるとか、資料の取捨選択に異論があるといったお叱りを頂戴するような部分があるかもしれませんが、ご意見をいただければ幸甚です。

外来で患者さんと接しているなかで、少しでも皆さまに最新情報を知っていただきたいという思いと、健康保険の適応が拡大されて除菌治療の恩恵を受けられる方が増えることへの期待から、思い切って不慣れな執筆に取り組みました。ご理解のほど、よろしくお願い申しあげます。

目次

第3章 ピロリ菌が関連する疾患 95

《コラム》

第1章　ピロリ菌とその感染状況

1　ピロリ菌とは？

正式名は「ヘリコバクター・ピロリ」

ピロリ菌はヒトの胃炎、胃・十二指腸潰瘍、胃癌などとの関連が注目され、この二〇年ほどで急速に解明されてきた細菌です。一九八九年には「ヘリコバクター・ピロリ（*Helicobacter pylori*）」という正式な名称が決定され、ヘリコバクター属の細菌の一つとして細菌学上の位置が定まりました。

ヘリコバクターとは「ラセン状の細菌」という意味で、この菌が発見されたときに従来の分類では該当する適切な分類がなかったので、新たに設けられた属名です。なお、「ピロリ」とは胃の出口付近の幽門《ゆうもん》部のことをいいますが、日本ではピロリ菌という名が定着してしまいました。

ピロリ菌を含めたその仲間であるヘリコバクター属の細菌は、培養が困難であったことなどの理由で「発見されていなかった」細菌であり、科学や医学の歴史において長い間表舞台に出ることはありませんでした。ところが、胃炎や胃潰瘍・十二指腸潰瘍を起こしやすくする細菌であり、さらには胃癌を発症するときの原因の一つと思われ、除菌治療によって各種の疾患に改善が見られることが知られるようになり、重要な細菌として急にスポットライトを浴びるようになりました。

こうして、現在では細菌学のみならず、生化学、分子生物学、腫瘍《しゅよう》学、疫学、消化器病学、臨床検査学などの医学の各領域で注目されており、ピロリ菌の話題が取り上げられない関係学会はないほどになっています。

ピロリ菌の概要

まず、図1・1の電子顕微鏡写真で胃の粘膜上でのピロリ菌の様子をご覧ください。ラセン状に少し曲がった多くの菌が胃粘膜《いねんまく》の細胞表面に認められます。

一個体のピロリ菌は、図1・2のように、細長くラセン状に曲がった細菌です。細菌としては、グラム陰性ラセン状菌に分類されます。その端に数本の鞭毛《べんもう》が付いているのが特徴で、鞭毛をスクリュウ状に回転させて粘液の中を泳ぐことができます。

実際には、胃の細胞の表面に付着するか、細胞表面上の粘液の中を動き回るようにして生活しています。ピロリ菌感染者の胃粘液には、一mℓ中に一〇の七乗から八乗程度が棲《す》みついているものと推定されています。

ピロリ菌は、空気よりも酸素濃度の少ない環境で生育します。これは、胃粘液の中で生活していることを考えると当然かもしれません。胃酸は、通常の細菌ならば死滅するほど強い酸性です。それなのになぜピロリ菌は強い酸に耐えられるのでしょうか？ それは、ピロリ菌が尿素を分解してアンモニアを作り、酸を中和する能力を持っているので、酸性の環境でも身を守ることができるからです。

ピロリ菌の栄養源は、ヒトの胃の細胞だと考えられています。つまり、感染した結果として傷害を受けた細胞や、新陳代謝で細胞が壊れたときに出てくるアミノ酸などを栄養源としているのです。

ピロリ菌にも、病原性を発揮するものと、あまり影響を与えないものがあるようです。胃の細胞を傷害する働きの強い菌は細胞に接着し、感染した細胞から炎症を引き起こす物質を出させます。あるいは、菌のもつ酵素の化学反応などによって胃の細胞を傷害します。さらには、胃の細胞を癌化させる作用のあることが解明されつつあります。

次節では、ピロリ菌の性質や位置づけを理解するために、細菌についての基本的な知識をまとめておきます。

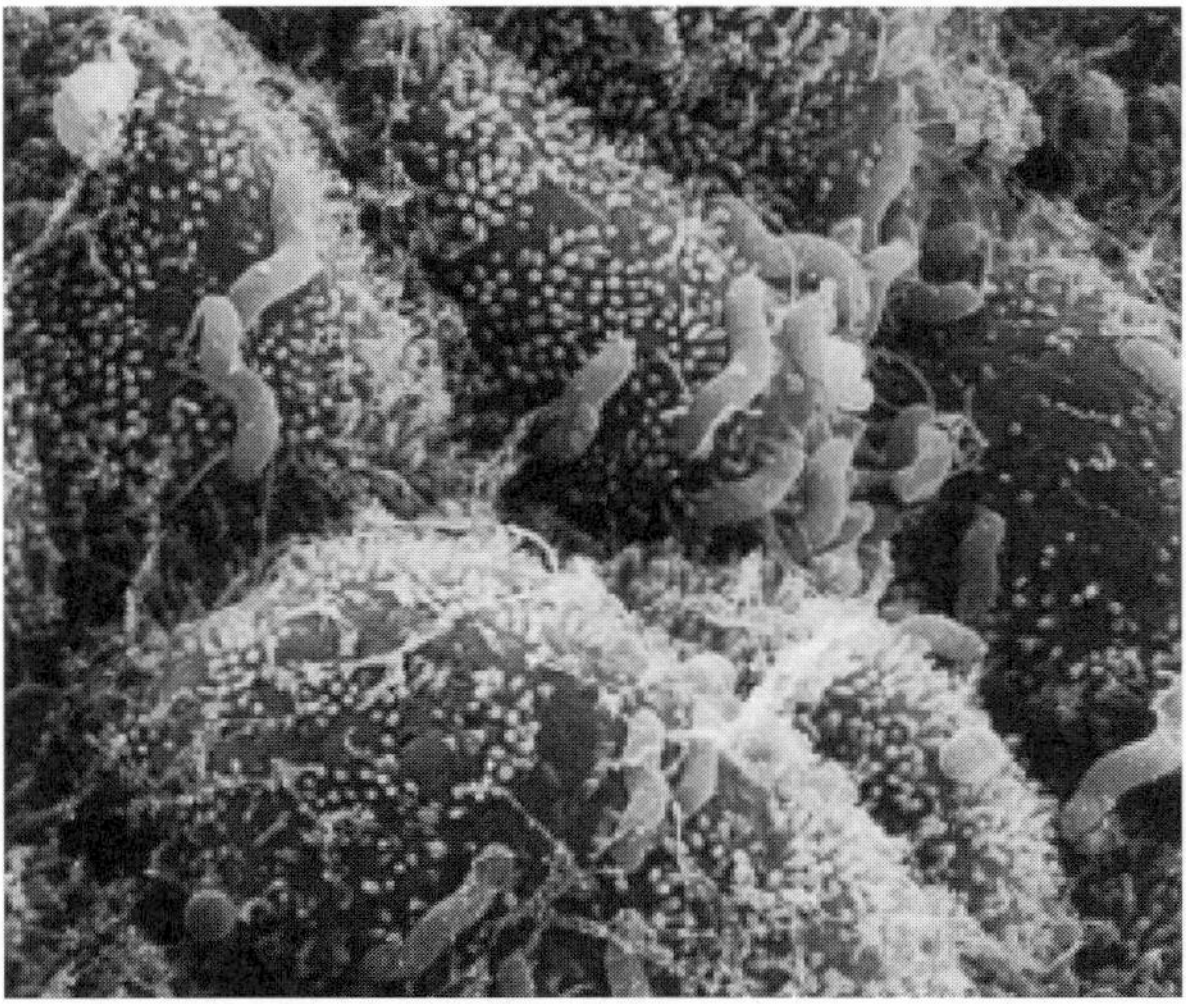

図１・１　胃粘膜の表面に多数認められるピロリ菌の電子顕微鏡写真
出典：新潟大学　山本達夫先生による

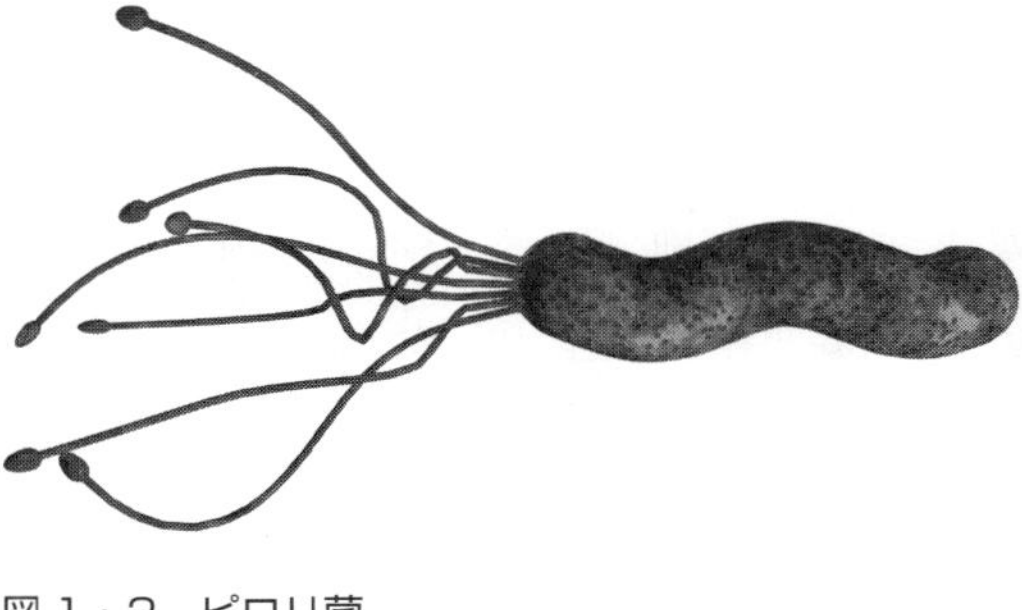

図１・２　ピロリ菌
出典：www.hpylori.com.au

2　細菌についての基礎知識

細菌とウイルスの違い

細菌もウイルスも微生物ですが、両者の性質は大きく異なります。細菌は、植物の細胞のような細胞壁を持つ単細胞生物で〇・五〜五㎛（㎛〔マイクロメートル〕は千分の一㎜〔ミリメートル〕）程度の大きさがあり、普通の顕微鏡で観察可能です。細胞壁の内側に細胞膜があり、内部には核酸《かくさん》、リボソーム、細胞質があります。

一方のウイルスは、単独では生きていくことができず、他の細胞に入り込み、寄生した細胞を利用して必要なタンパクを作って増殖する微生物です。大きさは細菌の百分の一程度の二〇〜九七〇nm（nm〔ナノメートル〕は㎛の千分の一、㎜〔ミリメートル〕の百万分の一）ときわめて小さく、電子顕微鏡でないと観察できません。また、ウイルスはDNAまたはRNAという形で、自らの遺伝情報を含んだ核酸を持っています。

このほか、最近ではプリオンという微粒子が話題になっています。プリオンは核酸も持っておらず、生物ではないのですが、感染力のあるタンパク粒子です。プリオンによる病気としては、牛海綿状脳症（ＢＳＥ）が有名で、プリオンに感染したエサを食べて数年の経過で神経症状を起こして死亡することが知られています。プリオンは、通常の滅菌に有効なホルマリン、熱、紫外線などに抵抗性があり、感染しても免疫の防御が働きにくく、現在のところ有効な治療法がないことなどが問題となっています。

グラム陽性菌とグラム陰性菌

細菌は、形態や染色性や培養条件などの違いによって分類や同定が行なわれています。細菌を大まかに分類するときには、一八八四年にグラム（Hans Christian Gram）が開発した「グラム染色」が用いられます。これは、細菌の壁構造の違いによる染色性の違いで分類したものです。グラム陽性菌の壁は、厚いペプチドグリカン層からできており、グラム陰性菌は薄いペプチドグリカン層の外に脂質からなる外膜を持っています。

グラム染色の方法は、通常、菌をスライドグラスに塗布し、クリスタルバイオレットなどの紫色色素で細菌すべてを染色します。その後、ヨウ素液とエタノールで処理することによってグラム陰性菌が脱色されます。さらに、赤色色素で染色を施すと、グラム陽性菌は紫色に、グラム陰性菌は赤色になります。

たとえば、ブドウ球菌や肺炎球菌はグラム陽性菌で、大腸菌はグラム陰性菌の代表です。腸内細菌はグラム陰性菌が多く、ピロリ菌もグラム陰性菌です。

球菌・桿菌・ラセン菌

細菌を形態の違いで分類する場合には、大まかに球状の「球菌《きゅうきん》」と細長い「桿菌《かんきん》」（桿とは棒のこと）に分けられていましたが、さらに真っ直ぐで細長い桿菌から、ラセン状に細長い「ラセン菌」が分かれ、三種類に大別されるようになりました。

球菌のほとんどが球形の菌で、大きさは直径〇・五～二㎛程度、桿菌やラセン菌は細長い形状をしており、長さは五～二〇㎛程度です。

さらに球菌は、細胞分裂後の配列の仕方によって、連なって並ぶ「連鎖球菌」、二個ずつ並ぶ「双球菌」、ブドウの房状となる「ブドウ球菌」などに分けられます。桿菌やラセン菌では配列による分類はありませんが、ラセン状菌についてラセンの回転数をみると、一回程度のもの、二～三回のもの、五回以上のものがあります。たとえば、一回程度のものはコレラ菌などのビブリオ属、二～三回のものにヘリコバクター・ピロリ（いわゆるピロリ菌）やキャンピロバクター、五回以上のものには梅毒などの原因菌であるスピロヘータがあります。

好気性菌・微好気性菌・嫌気性菌

細菌が増殖・生育するときの環境として酸素を必要とする細菌と、酸素がないほうがよい細菌があります。増殖に酸素を必要とする細菌を「好気性菌《こうきせいきん》」、酸素があってもなくても増殖する細菌を「通性嫌気性菌《つうせいけんきせいきん》」、酸素がないときだけに増殖する細菌を「(偏性《へんせい》)嫌気性菌《けんきせいきん》」といいます。

(偏性)嫌気性菌は、酸素があると過酸化水素やスーパーオキシド(活性酸素)などの有害物資が細菌内にできて菌を殺傷してしまうので、菌にとって酸素が有害物質となるのです。これに対して、好気性菌や通性嫌気性菌は、スーパーオキシドジスムターゼがあるので、これらを無毒化することができます。

好気性菌の例は、結核菌や枯草菌であり、通性嫌気性菌は大腸菌や乳酸菌のほか、多くの病原菌がこれに属します。そして、(偏性)嫌気性菌の例としては、ボツリヌス菌や破傷風《はしょうふう》菌《きん》があります。

これ以外にも、微好気性菌といって、少量の酸素を必要とするが、酸素濃度が三〜一五％程度のほうがより繁殖しやすい菌があります。この微好気性菌の例がピロリ菌であり、その他、ピロリ菌に類似して腸内に認められることのあるキャンピロバクターがあります。

3 ピロリ菌「発見」までの歴史

十九世紀後半の研究

顕微鏡が進歩して、細菌の観察が可能になったのは十九世紀の後半でした。現在のピロリ菌と同じものであったかどうかは断定できないものの、細菌と胃の病気との関係に言及したのは、ドイツの細菌学者ベッチャー（G. Bottcher）の一八七五年の論文が最初のようです。彼は、胃潰瘍の部位に細菌がいることを認め、細菌が潰瘍を形成することについての仮説を示しています。

その後、一八九二年にはイタリアの解剖学者ビゾゼロ（Bizzozero）が、イヌの胃の病理組織標本中にラセン状の細菌が存在していたことを報告しています。これが、文献に現われるヘリコバクター属の細菌の最初の記録だとされています。イヌの胃に存在するこの細菌は、ピロリ菌に類似したヘリコバクター属の細菌ですが、ヘリコバクター・ピロリではありません。現在の分類では、彼の名前にちなんで「ヘリコバクター・ビゾゼロニー（*Helicobacter bizzozeronii*）」とされています。

これにヒントを得たサロモン（Salomon）は、この菌をいろいろな動物に感染させる実験を行ない、ネズミに感染が成立したことを報告しています。

その後もヘリコバクターに関する研究は散発的に行なわれてきましたが、病原菌としての意義が解明されるには至らない期間が長く続きました。これは、「胃内は酸が強く、細菌は棲息しない」という「常識」が蔓延していたためです。そして、病気との関係では胃酸が重視されており、「潰瘍は酸によってつくられる」という理解が一般に広まっていました。そんなわけで、ウォーレンの慧眼によってヘリコバクターが「発見」（再認識）されるまでには、およそ一世紀を費やすことになったのです。

ピロリ菌の発見者ウォーレンとマーシャル

「胃には細菌が棲息しないであろう」という常識が誤っていることを確信したのは、ベテランの病理医ロビン・ウォーレン（J. Robin Warren）でした。彼は、一九三七年六月十一日生まれのオーストラリアの病理学者です。オーストラリアのアデレード大学を卒業して医師となり、病理学を専攻して母校から博士号が授与されています。

彼は、ロイヤルパース病院で病理医として長年勤務するうちに、胃炎患者の生検標本に細

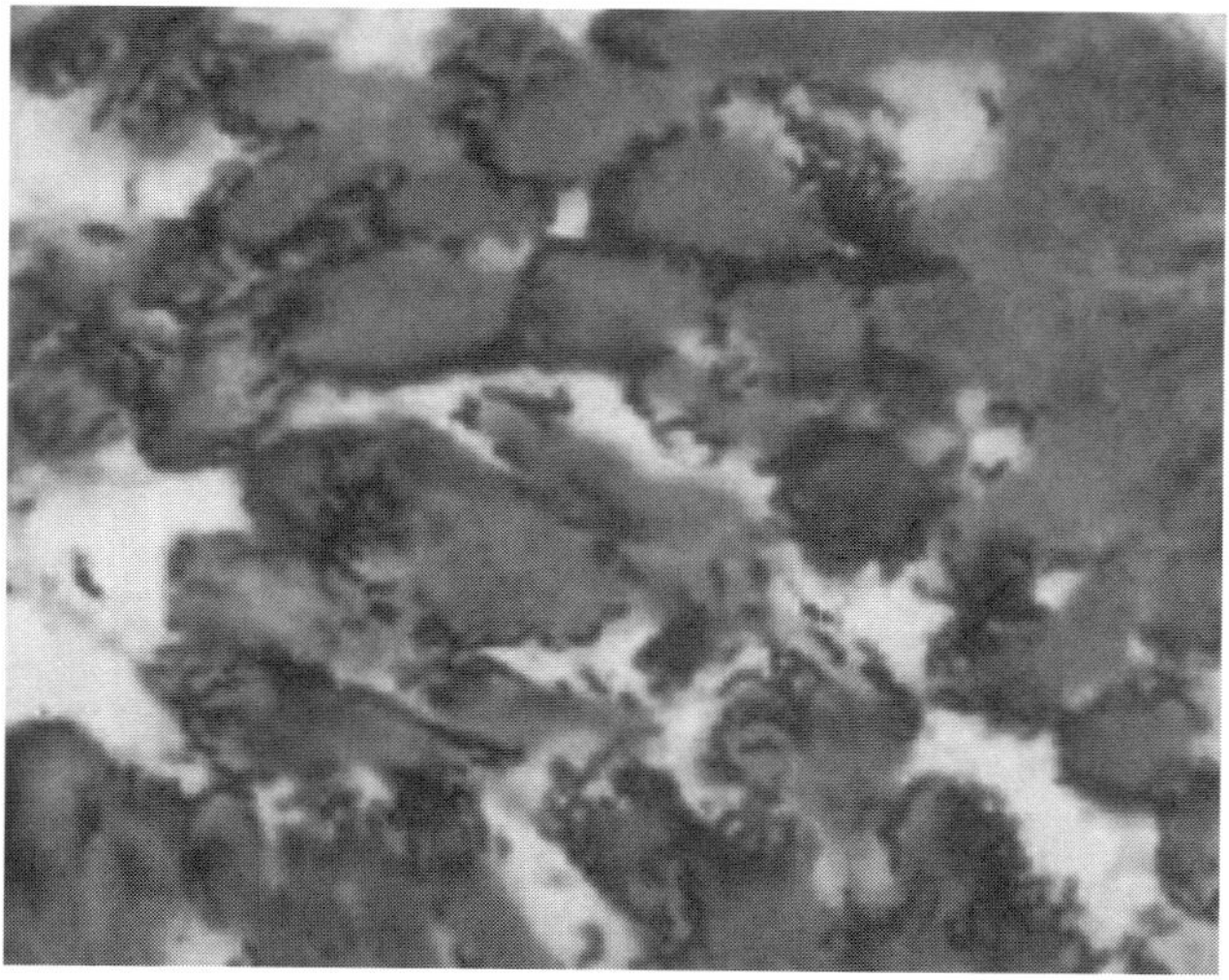

図１・３　ウォーレンがピロリ菌について初めて発表したときの写真
出典：www.hpylori.com.au

長く曲がった細菌がいることに気づきました。図１・３がそのときの写真として発表されているもので、黒く細長い曲がった菌が多数写っています。

この病院でウォーレンは若手の消化器病医師であったバリー・マーシャルと出会い、二人で協力してこの埋もれていた細菌についての研究を大幅に進めました。

バリー・マーシャル（Barry J. Marshall）は、一九五一年九月三十日に生まれました。西オーストラリア大学を卒業して医師となり、ロイヤルパース病院で研修して消化器科

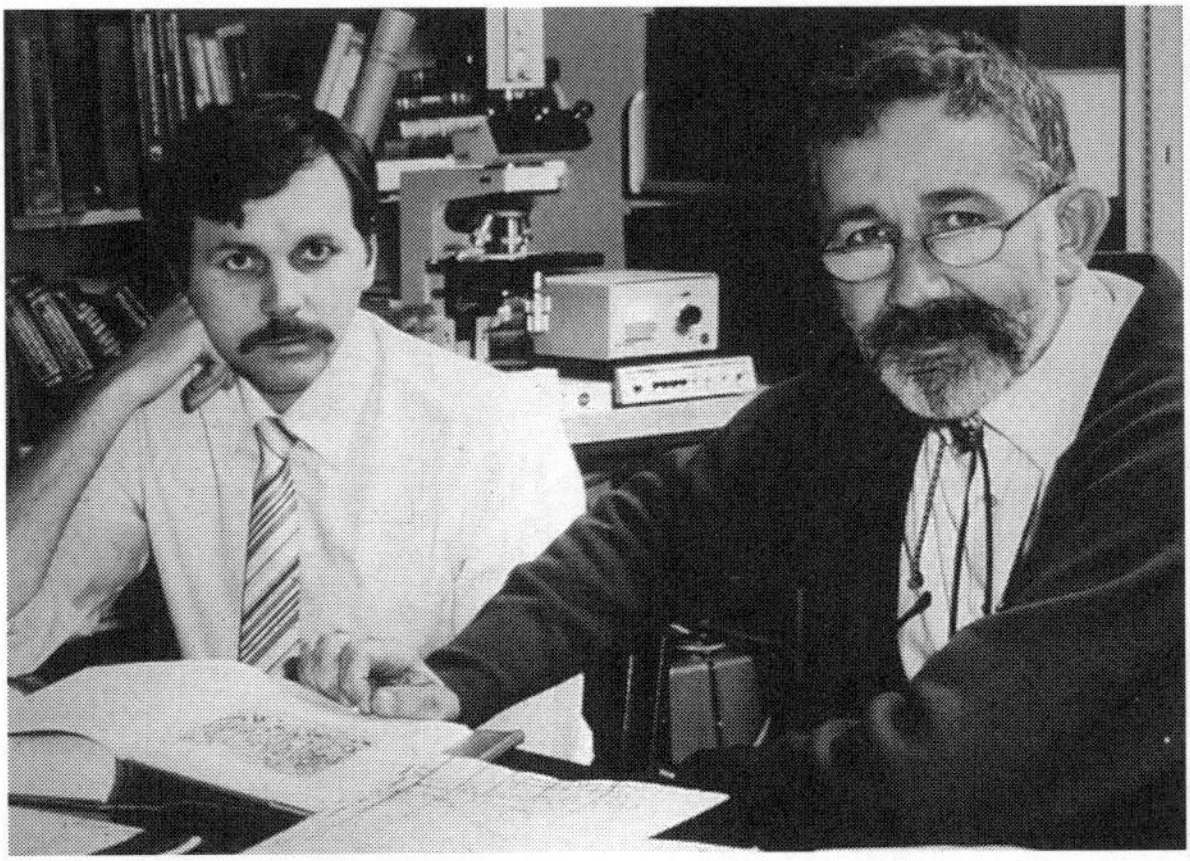

図1·4　1984年当時のマーシャル（左）とウォーレン（右）
出典：www.hpylori.com.au

の医師となった新進気鋭の臨床医でした。図1・4は一九八四年当時の二人の写真です。

ウォーレンが胃炎で注目していた細菌について、二人は他の消化器疾患で関連がないかを調べました。この調査によって、胃炎のみならず、十二指腸潰瘍、胃潰瘍、胃癌で高率にこの菌が認められることを見出しました。しかし、細菌の存在自体はまだ信じられていなかったので、存在を実証するためにはこの菌を分離・培養し、「未知の菌」が存在することを示す必要がありました。

当初、通常の二日間の培養方法ではなかなか分離・培養に成功せず、失敗を繰り返していました。ところが、二人はある偶然によってピロリ菌の分離・培養に成功したのです。

一九八二年のイースターでの出来事です。培養実験がたまたま四月十四日のイースターの休日にかかったために、培養期間が五日間に延びてしまいました。しかし、この偶然によって、二人は大きさ一㎜ほどのピロリ菌の細菌集落を初めて認めることができたのです。復活したイエス・キリストが、二人の努力を祝福したかのように……。

後にノーベル賞の受賞につながった「胃炎患者で認めたピロリ菌の存在」と「ピロリ菌培養成功」の報告は、一九八三年に英国の医学雑誌「ランセット」に小さく載りました。しかし、胃内に細菌が存在すること自体、まだほとんど信じられていなかったために、ピロリ菌の存在が広く受け入れられるまでには、さらに数年かかることになります。しかし、二人は菌の存在や病気との関連を確信し、着実に研究を進めて行きました。

「コッホの原則」をすべて満たす

さて、十九世紀の細菌学の歴史に名を残す人物にロベルト・コッホがいます。コッホはドイツ人で、結核菌、コレラ菌などの発見、細菌培養法、染色法などで細菌学の基礎を築いた人物です。そして、微生物と病気との因果関係を示す際の原則として、「コッホの原則」が知られています。その内容は、以下の四項目からなっています。

⑴ある病気について、ある決まった微生物が検出される。

⑵その微生物を分離できる。

⑶分離した微生物を他の動物に感染させたときに同じ病気を引き起こす。

⑷そのとき生じた病気の病変部位に、その微生物が検出される。

なお、⑶と⑷を合わせてコッホの三原則ということがあります。また、コッホの指導にあたったヘンレが⑴から⑶までの原則を原案としていたとされるので「ヘンレの原則」ということもあるようです。

ウォーレンが気づいた「胃炎の患者にはピロリ菌がいる」は原則の⑴であり、その後、マーシャルとウォーレンが成功させた「ピロリ菌の分離・培養」が原則の⑵でした。残された⑶と⑷については、現在はスナネズミという動物で確認されています。もっとも、この原則に当てはまらない例外も認められているので、すべての感染症について当てはまる原則とはいえなくなりました。

しかし、ピロリ菌の存在自体が認められていなかった当時の状況では、「コッホの原則」を満たすことを示すことこそが、ピロリ菌の認知および病気との因果関係を証明するうえで、重要な課題となっていたのです。

ヒトがこの菌に感染すると本当に病気になるのかどうかを確認するために、マーシャルは果敢にも自らの体を使って試しました。六十六歳の慢性胃炎の患者から採取したピロリ菌を、マーシャル自身が飲んで実験したのです。その結果を彼は、「内服して二週間ほどの間、腹部不快、吐き気、頭痛、口臭などの症状を呈した」と報告しています。そして、内服一〇日後に内視鏡検査を受けて胃炎を発症していることを確認し、「菌が病変部位に存在する」ことを一九八五年に発表しました。なお、このあと彼は、自分自身で除菌治療をしています。

こうして彼らは、病気との関連、診断法、治療法へと研究を進め、ピロリ菌について少しずつ解明していきました。その後、世界がピロリ菌の存在を認めるようになり、研究は急速に進みました。

一九九〇年代以降の研究

一九八〇年代後半から、ピロリ菌感染者の胃潰瘍・十二指腸潰瘍の患者に対して除菌治療をすることが有効な治療法であるという報告がなされるようになり、一九九四年には米国のNIH（国立保健研究所）もピロリ菌と潰瘍との因果関係を認め、除菌治療が推奨されるようになりました。そして、同じ一九九四年、WHO（世界保健機構）の機関であるIARC（国際癌研究機関）は、ピロリ菌と胃癌の因果関係を認めました。

一九九七年には、ピロリ菌の遺伝子配列が解明されました。すでにそのころには、ウォーレンとマーシャルの二人は、ピロリ菌の発見とその後の研究業績について各方面から評価されるようになっており、オーストラリアのみならず、日本を含めた世界各地で功績を称えられ、数々の医学関係の賞を受賞していました。

さて、ピロリ菌感染者に対する治療は一九八〇年代から始まっていましたが、九〇年代には各国で治療のガイドラインが出されるようになりました。除菌治療を行なうべき適応疾患についても、胃・十二指腸潰瘍を皮切りに、その他の疾患にも広がるようになりました。たとえば、一九九三年には胃MALTリンパ腫（胃の低悪性度リンパ腫　第3章参照）や鉄欠乏性貧血に対するピロリ菌除菌治療の有用性の報告がなされていますし、一九九八年には血小板減少性紫斑病に対する治療効果の報告がなされています。

日本でも、一九九〇年代にピロリ菌の除菌治療が行なわれ始めており、日本消化器病学会では、一九九五年に治験の検討のために委員会のガイドラインを出しました。その後、日本ヘリコバクター学会が「診断と治療のガイドライン」をまとめたのは二〇〇〇年七月で、健康保険の適応が承認されたのは同年の十一月のことです。したがって、全国的に一定の診断・治療が行なわれるようになったのは、おおよそ二〇〇〇年以降であり、世界的に見ると少し出遅れた観があります。

その後、マスコミがピロリ菌の話題を多く取り上げるようになり、一般の人々にピロリ菌や除菌についての知識が普及してきたのは、つい最近のことでしょう。なお、日本ヘリコバクター学会によるピロリ菌感染の診断と治療のガイドラインは、二〇〇三年に改訂されました。これは、診療を受ける人にとって重要な指針なので、第4章で詳しく解説します。

ヘリコバクター属の細菌

ヘリコバクター属は、細菌学的にはグラム陰性ラセン状菌に属し、当初は同じような形をしているキャンピロバクター（*Campylobacter*）属の細菌に分類されていました。しかし、キャンピロバクターとは異なり、ウレアーゼという酵素を持っていて胃の中で生育できるという特徴があることから、一九八九年、新たにヘリコバクター属が設けられました。

その後、この分類に属する細菌の研究が急速に進み、一九九九年までに少なくとも一八種類のヘリコバクター属の細菌が同定され、命名されました。現在、命名を待っているものま

表1・1　ヘリコバクター属の細菌の例

細菌の名称	感染宿主	感染臓器
Helicobacter pylori	ヒト	胃
Helicobacter felis	イヌ、ネコ	胃
Helicobacter bizzozeronii	イヌ、ヒト	胃
Helicobacter acinonyx	チータ	胃
Helicobacter canis	イヌ、ヒト	腸、肝
Helicobacter bilis	ネズミ、イヌ	腸、肝
Helicobacter fenneliae	ヒト	腸
Helicobacter pametensis	トリ、ブタ	腸

出典：Luo Y-Q *et al.,* World Journal of Gastroenterology, 5(4):338, 1999

で含めると、ヘリコバクター属の細菌は数十種類あるとされています。ヘリコバクター属の細菌はいろいろな動物の胃や腸、ときには肝臓などで発見されるのですが、それぞれの特性や病気との関係は、現在研究途上にあります。表1・1はその一部です。

このように動物の種類によって感染するヘリコバクター属の菌がそれぞれ違うため、感染症の動物実験は容易でありませんでした。たとえばヒトの胃に認められたピロリ菌は、イヌやネコ、あるいは実験でよく使われるマウスでは感染が成立しなかったのです。しかし、いろいろな感染実験を行なった結果、スナネズミでようやく感染が成立しました。このおかげで、ピロリ菌の研究は大きく進歩したわけです。

ノーベル医学生理学賞を受賞

偉大な業績として高く評価される研究は、学者の信念と地道な努力の賜物といえます。ウォーレンとマーシャルの場合も、実地経験に基《もと》づいた信念によってピロリ菌の存在を確信したことが、研究のスタートでした。老練で経験豊富な病理学者と、若き精力的な消化器内科医の協力が、研究を大きく前進させたのです。

二人の組み合わせは絶妙でした。確かな経験に基づく冷静さと、常識にとらわれない柔軟性、そして信念に基づくたゆまぬ努力が、その後の偉大な業績につながったといえるでしょう。報道では、休暇中に培養が成功したというエピソードが強調されました。この幸運が研究を加速させたことは事実ですが、ほんのわずか後押ししたに過ぎないようです。

常識を覆《くつがえ》すような新しい知見が権威ある学会で受け入れられまでには、長い年月がかかるものです。ピロリ菌の発見も、その例外ではありませんでした。

ウォーレンは、二〇〇五年一〇月三日にノーベル賞医学生理学部門の授賞が知らされたあとのインタビューで次のように語っています。

「私が発見するまでは、だれも胃の中に細菌がいることを信じていなかったので、人々が信じるまでには長い年月が必要でした。教科書に書かれるようになるのに一五年かかりました。私は自分が正しいと思ったので、研究を続けたのです」

4 ピロリ菌の特徴と胃粘膜への傷害作用

ピロリ菌の大きさ・形態・運動能

ピロリ菌は主としてヒトの胃粘膜の細胞の表面や、これを覆っている粘液の中で棲息しています。形は細長く、長さは三～五㎛で、ラセン状に二～三回ねじれているのが特徴です。すでに述べたように、ヘリコバクターとは「ラセン状細菌」という意味ですが、その由来は菌の形にあります。

また、体の端に四～八本の鞭毛という細長い毛を持っており、これを一秒間に一〇〇回ほどスクリュー状に回転させて胃の細胞表面の粘液の中を泳ぎまわることができます。その速度はかなり速く、一秒間に自らの長さの一〇倍程度の距離を移動可能です。そして、この鞭毛の回転方向を逆にすることで、前にも後ろにも進むことができます。

もし運動能がなく、主として粘液で浮遊しているだけの細菌ならば、胃の動きによって自然に腸へ押し流されてしまいます。自然の胃の動きに逆らって常に棲《す》み心地のよい胃内を動き回る能力があるために、ヒトの一生に近い長い年月にわたって胃に留まって生存し続けることができるのだと考えられます。

ヒトとの関係

ピロリ菌がヒトに感染するのは乳幼児期であることが多く、成人の感染は少ないことが判明してきています。ただし、感染時に直ちに診断されることは稀であることなどから、感染経路を同定することは困難です。感染者が全世界の半数以上ともいわれながら、感染が成立する過程が解明された事例は稀にしかありません。

しかも、ピロリ菌は一度感染して定着すると長年感染状態が続き、自然には排除されにくいという特徴があります。数十年間も感染しているうちに胃の細胞を慢性的に傷害することで潰瘍や癌をはじめとする病気を発症することがある、という特異な性質を持っています。このため、感染して長い潜伏期の後ゆっくり発病する「スローウイルス」になぞらえて、「スローバクテリア」という別称もつけられています。

球形のコッコイド型で「冬眠」

ピロリ菌にとっての最適な生育環境は胃の中であり、それ以外の環境はあまり生育に適していません。しかし、胃から排出されて生育環境が悪化しても、死滅するわけではありません。ピロリ菌はコッコイド型という球状に変形するのです。この状態は、いわば「冬眠状態」または「変性した状態」であり、分裂増殖は停止しています。ただし、死滅しているわけではないので、胃内に入ると再びもとのラセン型に戻ります。生体外ではラセン状態に戻すのが難しいようです。

コッコイド型の菌は、通常の細菌検査では検出しにくいのですが、ピロリ菌の抗原《こうげん》を直接測定するピロリ菌抗原検査を行なえば検査可能とされています。

尿素を分解する酵素「ウレアーゼ」

ピロリ菌が胃の中で生育可能なのは、ウレアーゼという酵素を持っているからだと考えられています。ピロリ菌の属するヘリコバクター属とキャンピロバクター属の細菌の形は似ていますが、その区別は、ウレアーゼを持っていればヘリコバクター属であり、持っていなければキャンピロバクター属です。

ウレアーゼは体内にある尿素を分解する酵素で、尿素を分解して二酸化炭素とアンモニアができます。そしてアンモニアは、酸性の環境を中和するのに役立ちます。ピロリ菌のウレアーゼによるアンモニアの生成は、次のように行なわれます。

$$\underset{\text{尿素}}{(NH_2)_2CO} + \underset{\text{水}}{H_2O} \rightarrow \underset{\text{アンモニア}}{2NH_3} + \underset{\text{二酸化炭素}}{CO_2}$$

アンモニアはアルカリ性ですから、ピロリ菌の周囲を中和して胃酸から身を守る環境にすることができるのです。胃酸はpH１からpH２の強酸ですが、胃の粘液の中は緩衝作用によって胃酸は弱まっており、pH４程度になっています。さらに、ピロリ菌の周辺はウレアーゼによって中和されて、酸の影響を受けにくくなるわけです。実際、ピロリ菌が生育できる環境はpH６からpH８程度で、pH４以下の強い酸性の環境では生育不能とされています。

この菌がウレアーゼを持つという特徴を利用することで、ピロリ菌の検査法としての迅速ウレアーゼ試験や尿素呼気試験が開発されており、診療で利用されています。ただし、ピロリ菌が持つ酵素はウレアーゼだけでなく、カタラーゼ、オキシダーゼ、アルカリフォスファターゼ、エラスターゼなど、ほかにもあります。

胃の中のピロリ菌

ピロリ菌は「微好気性菌」といって酸素が少ない環境で生育する細菌です。この性質が培養を難しくしており、すぐに確認できなかった理由になっていました。培養に適しているのは、酸素濃度が空気中の半分以下の五〜一〇％、あるいは二酸化炭素が一〇％という高濃度の環境です。温度については、体温に近い三七度C付近でよく培養されますが、二五度C以下では生育できません。

胃の粘液の中は、酸素が少なく、体温に近い環境ですが、その中で生育することに適応した菌ですから、この培養条件が理解できると思います。

ところで、ピロリ菌は何をエネルギー源としているのでしょうか？　それは、新陳代謝で脱落した胃粘膜上皮細胞から出されたアミノ酸を栄養源として生育していると考えられています。慢性の胃炎で細胞傷害があると、細胞の入れ替わりが多くなります。その結果、栄養素が多くなり、菌量が増えることになります。

その一方で、慢性的な炎症がさらに進むと胃粘膜が萎縮《いしゅく》し、ピロリ菌の生育環境である胃の粘液が少なくなります。その結果、菌量は減少していきます。例外的ではありますが、高度の萎縮を起こすと、菌の生存が困難になることがあり、感染が終息することもあるとされています。

ピロリ菌の遺伝子

一九九七年、トーム（Tomb）らはピロリ菌の全遺伝子構造を決定し、医学雑誌の「ネイチャー」で報告しました。これによると、ピロリ菌は一六六万七八六七個の塩基対《えんきつい》を持ち、その環状のDNAには一五九〇個の遺伝子が含まれています。これを解析した結果、生命維持のためのアミノ酸、脂肪酸、ヌクレオチド合成関連酵素は少ないとされています。これは、栄養は宿主《しゅくしゅ》であるヒトに依存しており、分裂や増殖があまり速くないことと関連しています。

その後、同じ菌でもその配列が最大で六％程度も違う場合があることが判明し、この違いが病原性の違いなどに関与しているものと考えられています。なお、遺伝子のうちで作用のわかっているものは一部であり、今後新たな病原因子が判明する可能性もあります。

CagAという病原因子

ピロリ菌の遺伝情報のなかで、病原性と密接に関連した部分をcagPAI（cag pathogenicity island）と呼び、そこに三〇ほどの遺伝子があることが判明しています。cagとはcytotoxin-associated geneの略で、細胞毒素関連遺伝子のことです。cagPAIの遺伝子の一つにcagA遺伝子があり、これによってコードされて生成されるタンパクがCag

Aです。cagA遺伝子を持っていないピロリ菌と比較すると、cagA陽性のピロリ菌は胃粘膜細胞の傷害性が強くて胃粘膜萎縮を起こしやすく、胃癌の発生も多くなると考えられています。

日本など東アジアのピロリ菌の九五～一〇〇%がcagA陽性ですが、欧米の陽性率は三〇～四〇%です。また、cagA遺伝子の塩基配列にバリエーションがあるために、CagAは同一ではなく、東アジア型と欧米型は異なっており、病原性の差に関連するのではないかと考えられています。

CagAは、ピロリ菌のもつ分泌機構によって胃の細胞内に送り込まれます。その後、細胞内でリン酸化などの反応を経て、最終的に細胞の形態異常を起こすことが判明しています。これがさらに細胞の分化や増殖に影響を与え、異常な細胞内シグナル伝達によって細胞分裂が活発となり、最終的には癌化を引き起こすことが想定されています。

もう一つの病原因子VacA

ピロリ菌に特有な毒素として細胞空胞化《くうほうか》毒素（VacA）が知られています。Vacは、vacuolating cytotoxin の略で、胃の細胞の中に空胞ができるような「空胞変性」をもたらし、細胞を傷害するとされています。発見時のこの特徴から、病原性を発揮する因子として注目され、VacAと名づけられました。

VacAは、一九九二年にカヴァー（Cover）らによって精製されたあと、短期間のうちに急速に研究が進みました。vacA遺伝子によってタンパクができることや、ピロリ菌の外へ出るときに一部が切断されてVacAとなって分泌されることが判明しています。

VacAの機能も解明され、一部が標的とする細胞への結合と侵入の際に働き、他の一部が空胞変性を起こすことが明らかになっています。また、胃炎症例のピロリ菌からはVacAが三〇%程度認められますが、胃潰瘍を形成した症例では約七〇%に認められることなどから、細胞傷害の重要な因子の一つであると考えられています。

なお、VacAによる毒性発現の機能は空胞変性にとどまらず、多様な生物活性を持っていることも明らかになっています。最近の研究では、ミトコンドリアの障害や細胞周期の撹乱などの機序《きじょ》についても報告されています。

ピロリ菌が胃粘膜を傷害する機序

ピロリ菌がどのように胃粘膜を傷害するのか、さらにはどういう機序で発癌に至るのかと

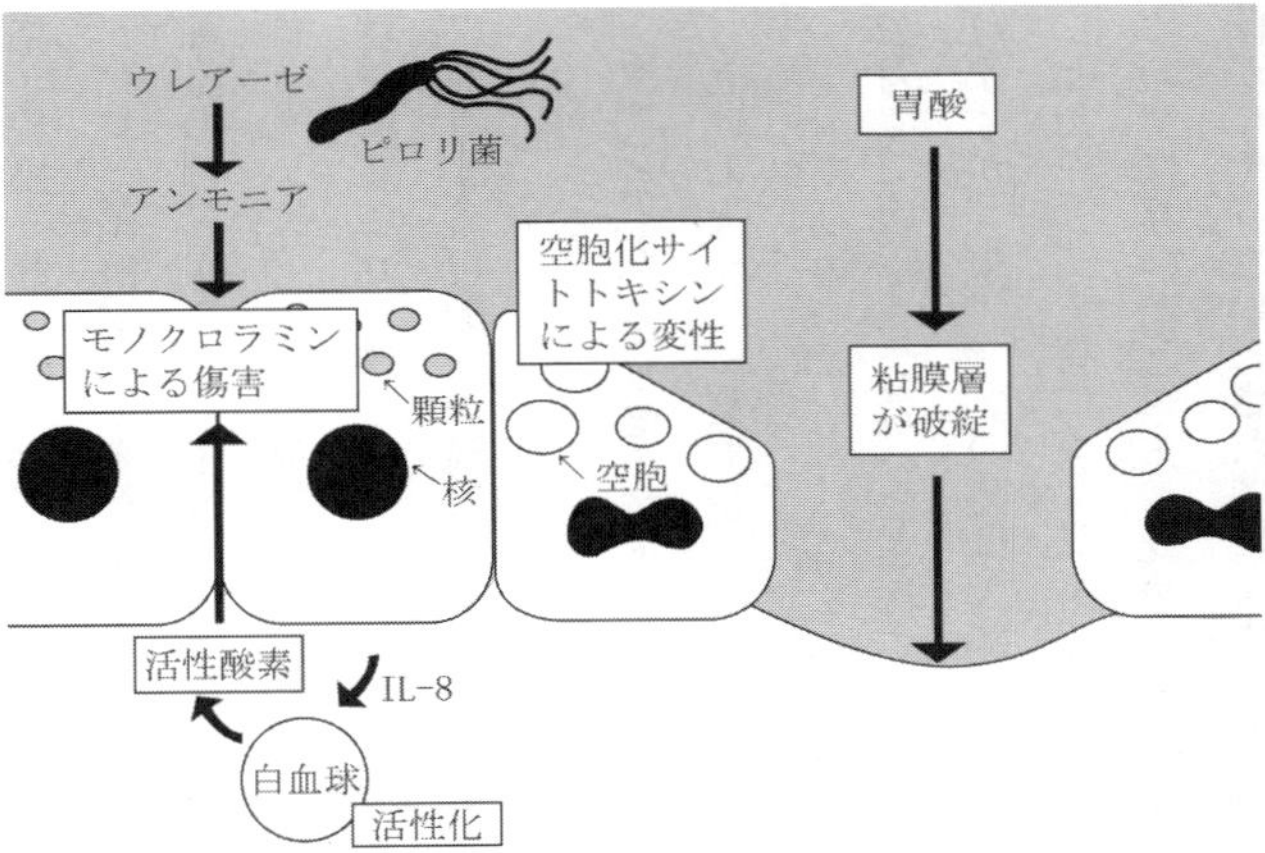

図1・5　ピロリ菌の胃粘膜傷害の機序を示す模式図

いう問題については、多方面での研究が進んでいます。現在考えられている機序の一部を図1・5の模式図で示しました。

ピロリ菌が感染した胃炎の病理組織を顕微鏡で見ると、白血球が集まっていることがわかります。胃炎に限らず、「炎症」を起こした部位に白血球が集まった状態を「炎症細《えんしょうさい》胞浸潤《ぼうしんじゅん》」といいます。胃の粘膜上皮の下側の病変部分には、好中球、リンパ球、形質細胞などの白血球が多数集まっています。

これは感染した胃粘膜上皮からインターロイキン8（IL－8）という物質が出されるためです。IL－8は炎症の鍵を握る物質で、特に白血球を集める性質があります。この反応に付随して、活性化された好中球から活性酸素が放出され、細胞傷害を引き起こすのです。

ピロリ菌がウレアーゼで産生したアンモニアと、好中球の反応で生じた次亜塩素酸から、細胞のDNAを傷害する発癌物質であるモノクロラミン（NH_2Cl）が産生されます。モノクロラミンは、酸化力が強く、循環障害を引き起こしたり胃粘膜細胞を傷害したりして胃の炎症を増悪させる物質です。また、胃癌発症を促進する物質の一つとも考えられており、発癌に関与する可能性が検討されています。

東アジアのピロリ菌の特徴

前述のように、東アジアのピロリ菌のほとんどがcagAを持っています。さらに東アジア型と欧米型ではcagA遺伝子が異なり、東アジア型は細胞の分化や増殖への刺激がより強力で、病原性が高いとされています。また、vacA遺伝子を産生する菌としない菌がありますが、東アジアの菌は大部分がVacA産生菌とされています。

したがって、特に東アジアで胃癌が多いのは、ピロリ菌自体の病原性の強さが関係しているのではないかと考えられているのです。ところが、沖縄は例外的にcagA陽性のピロリ菌がやや少ないとされています。沖縄は、ピロリ菌の感染率が低いわけではないのですが、ピロリ菌による胃粘膜萎縮が進んだ人の割合は明らかに少なく、これに伴って胃癌もやや少ないことが知られています。もちろん他の環境因子の影響もあるかもしれませんが、cagA株が相対的に少ない地域であることが関係しているものと推測されます。

◇インターロイキンとIL-8◇

インターロイキン（IL）とは、免疫を担当する細胞が細胞間の作用を発揮する物質で、IL-1から順に番号がつけられており、現在20種以上が同定されています。細胞間の活性化、分化、増殖、相互作用に関与し、炎症やアレルギー疾患、慢性関節リウマチ、乾癬《かんせん》といった疾患に関連するものが知られてきています。

IL-8は、炎症を起こしている部位で好中球を集め活性化させるような因子です。72個のアミノ酸からなるポリペプチドであることが判明しており、好中球を活性化して、細胞内で消化分解するようなリソソーム酵素を放出します。

また、白血球の持つ不飽和脂肪酸であり、炎症を引き起こすロイコトリエンB4という化学伝達物質を放出します。これは、白血球を血管外へ出して活性化させる、という作用を増強します。さらに、活性酸素の産生を促したり、血管内皮細胞への好中球の接着を増強したりする作用も有しており、いろいろな炎症性疾患に関与しています。

5 ピロリ菌の感染状況

世界人口の約半数が感染者

ピロリ菌の感染診断法が確立して以来、各種の病気と診断されたときのピロリ菌の感染率だけでなく、無症状の人についてもピロリ菌の感染率の調査が可能となり、実際に調査が行なわれてきました。通常用いられている検査方法は血液中のピロリ菌抗体の陽性率です。これは、採血のみでの検査が可能であり、保存している血清での検査も可能なため、多数の検体を調べるにはよい方法とされています。

日本でも世界各地でも、無症状の人を対象にした感染率の調査が各年代にわたって行なわれました。これによって細菌の感染状況が少しずつ解明されてきました。そして、全世界の半数程度の人が感染者であり、特に発展途上国では感染率が高いのに対して、先進国で低いことがわかりました。

抗体の検査法は少しずつ異なるものが何種類かあり、それぞれ精度が多少異なります。また、抗体検査の限界として、感染者でも検査上は陽性と出ないケースや、逆に抗体が陽性でも感染者でないケースが例外的にあります。また、除菌治療をしてしばらく経過しないと陽性の抗体は陰性となりません。

このため、抗体が陰性であった場合、「過去に感染していた人」と「まったく感染したことのない人」を区別することはできません。したがって、高齢者で抗体陰性の場合は、以前感染していた人が数パーセント混在している可能性があるとみなす必要がありますが、大きな誤差はないと考えてよいでしょう。

日本での感染状況

ピロリ菌抗体で感染状況がわかるようになったことを利用して、一九九二年に北海道大学の浅香らが無症状の日本人を対象に、ピロリ菌の感染率を調査しました。

それによると、図１・６のように四十歳代以降では約八〇％の人が感染しており、若い年代は感染率が低いことが判明しています。つまり、一九六〇年頃よりも前に生まれた世代では感染率が高く、それ以降に生まれた世代では感染率が急激に減少してきているという成績です。この原因を直ちには断定できないものの、上下水道の整備などに伴い、衛生環境が改善されたことが関係しているのではないかと推測されています。

これに類似した成績を、兵庫医大の福田らが図1・7のように発表しています。彼らは一九八六年に集められた血清と一九九八年の血清を使い、二回の調査を行なっています。

これによって、年齢ごとの感染率は浅香らの成績と同じような曲線を描くことが確認されました。それだけでなく、十数年間でこの感染率のカーブはそのまま右よりに移動していることがわかります。つまり、ピロリ菌の感染率は年齢が高くになるにつれて上昇するのではなく、ある年齢層の感染率は生まれた年代で決まってしまい、その後上昇することはあまりないことがわかります。

これらのデータから将来を予測すると、日本では二〇四〇年頃にはピロリ菌の感染者が相当程度減少していると推定されます。これはピロリ菌感染に伴う疾患の発生にも大きく影響し、たとえば日本では将来的には胃癌が大幅に減少するのではないかと予測されます。

実際、第2章で述べるように現在胃癌の「罹患率」は着実に減少していますが、これは若年層でピロリ菌の感染者が減少しているためだと思われます。ピロリ菌を高率で有する高齢者層では今後も胃癌の発生がしばらく続くために、胃癌「罹患数」はすぐには減少しませんが、いずれは実数も減少するものと考えられています。

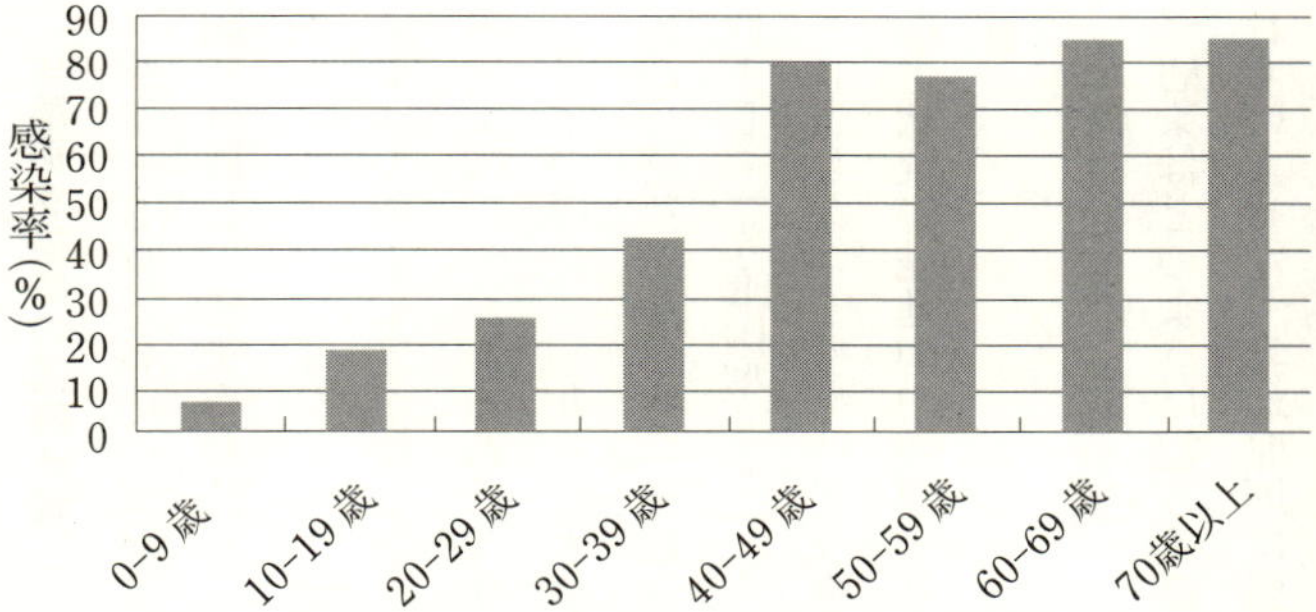

図１・６　日本人の各年齢層によるピロリ菌の感染率
出典：Asaka *et al.,* Gastroenterology, 1992

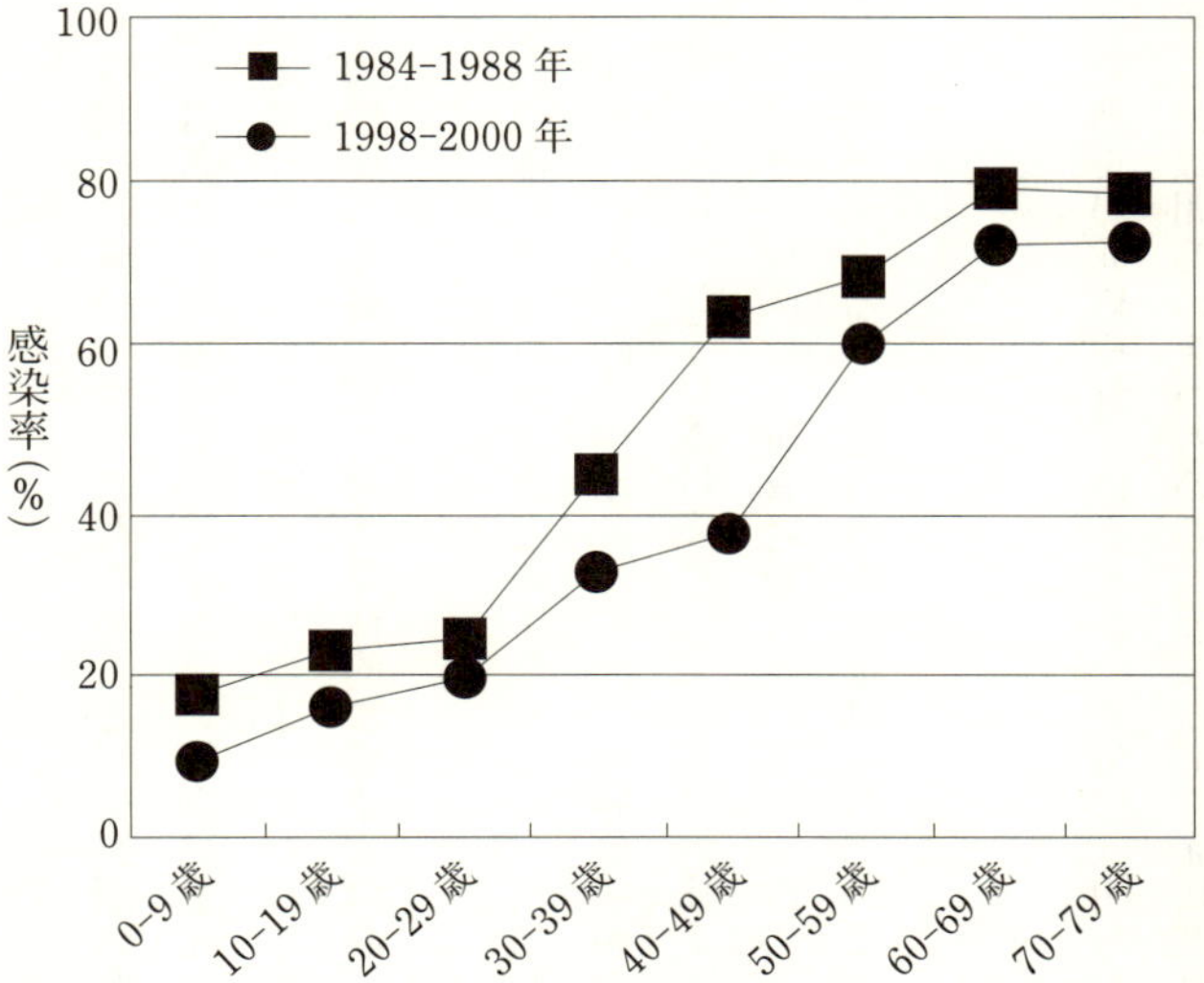

図１・７　日本人の各年齢層によるピロリ菌感染率
出典：福田ら，日本ヘリコバクター学会誌，5-16，2003

年齢別感染率の国際比較

図1・8は、各国のピロリ菌の感染率を調べた成績です。これを見ると、先進国の西欧諸国では概して感染率が低く、発展途上国では若年のうちから感染率が高い傾向にあることがわかります。つまり、国の発展状況、おそらくは主に衛生環境の違いによってピロリ菌の感染率は大きく二分され、全体的に感染率の低い「先進国型」と、全体的に感染率の高い「発展途上国型」があるわけです。

日本の場合、一九六〇年頃を境に、それ以前に生まれた人はどの年代も七〇～八〇％程度の高い感染率を示す「発展途上国型」ですが、それ以降に生まれた年代では感染率が急激に低下し、「先進国型」となってきています。したがって日本は先進国型にも発展途上国型にも該当しない、やや特異な感染状況ですが、その原因は、戦後急速に生活環境が改善され、衛生状況が先進国の仲間入りをしたことと関係があるのではないかと推測されています。

感染する時期と感染経路

感染はどのように起こるのかについても調査が進められていますが、十分には明らかにされていません。乳幼児期に感染していることは間違いないものの、感染しても症状が出ない

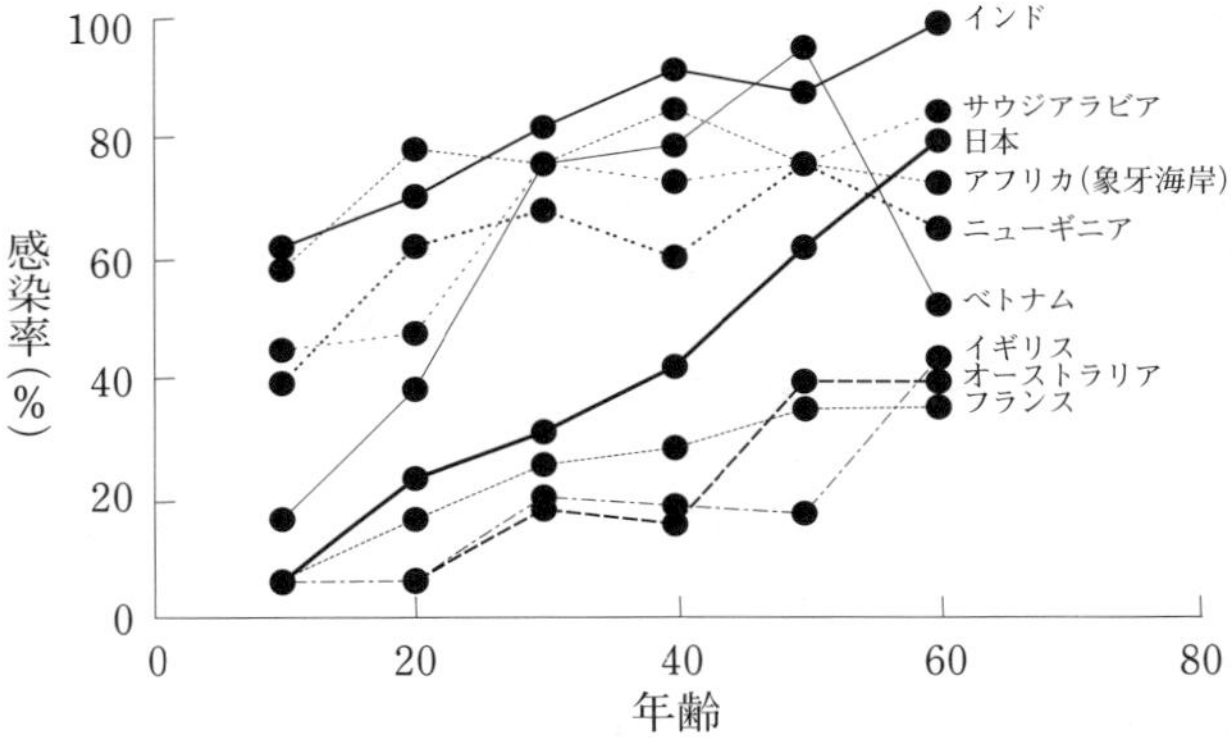

図1・8　各国のピロリ菌の年齢別の感染症
出典：Graham,D.Y, Gastroenterol Clin Biol, 13：84b,1989

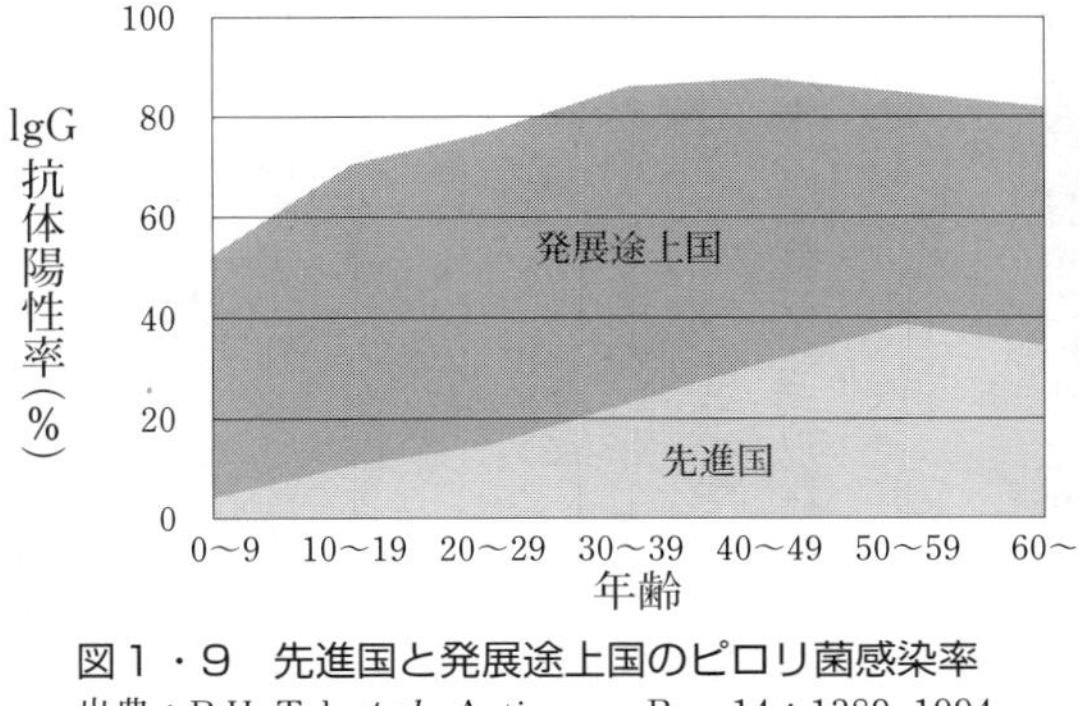

図1・9　先進国と発展途上国のピロリ菌感染率
出典：B.H. Teh *et al.,* Anticancer Res, 14：1389, 1994

ために、乳幼児期のいつ感染したかを特定することがきわめて困難だからです。なお、子どもの感染診断には血清抗体の感度が悪いことが知られていて、むしろ尿素呼気試験または便中抗原などの方法が正確とされています。

さて、アフリカやドイツの小児についてのピロリ菌感染を調べた報告などからみると、二歳くらいまでに感染が生じているのではないかと見られています。日本でも調査が行われており、便中抗原が陽性になりやすい時期は生後四ヵ月から八ヵ月ごろが最も多く、逆にこの時期には陽性者が陰性になることもあるという結果が報告されています。

乳幼児期に感染しやすいと述べましたが、では、成人は感染しにくいのでしょうか？　これについては、血清の抗体が陰性だった人がどれくらいの割合で陽性に転じるかを調べた報告があります。抗体が陽性化するということは感染したことを意味するので、この調査によって成人がどの程度新規感染したかがわかります。この報告によると、現在の日本で一年間にピロリ菌に新規感染するのは、一〇〇〇人当たり四人ないし七人程度できわめて少ないものでした。

ヨーロッパやニュージーランドにおける同様の調査でも、日本の場合と同程度の割合だったと報告されています。したがって、先進国の衛生的な環境で生活している限り、新たに感染する可能性は年間で一％以下と考えてよいでしょう。

一方、発展途上国に居住したアメリカ人宣教師についての調査では、年間で一〇〇〇人当たり一九人とやや高率でした。これらの調査結果から、成人の新規感染率には環境要因が大きく影響していることがわかります。

ではどこから感染したのでしょうか？　ピロリ菌は胃に感染していますが、胃以外で菌の培養が証明されたのは、便、嘔吐物《おうとぶつ》、および歯垢《しこう》です。また、菌の遺伝子を増殖させて検出するＰＣＲ法という検査法で菌の痕跡《こんせき》が認められたものとしては、水（水道水、井戸水）と唾液《だえき》があります。

特に、同年代のほとんどの人が感染している日本の高齢者世代や発展途上国における感染を考えると、飲料水などの環境自体に問題があったと考えるのが自然だと思います。実際にも、たとえば井戸水を飲んでいた期間が長い人はピロリ菌感染率が高いという報告や、家族全員が感染していたピロリ菌と、使用していた井戸で検出されたピロリ菌の種類が同一であったという報告があります。

乳幼児期に接している人から感染する可能性もあります。たとえば離乳食を噛み与える習慣がある場合には、子どもの感染率は高いことが示されています。

◇PCR法◇

ＰＣＲとはpolymerase chain reaction（ポリメラーゼ連鎖反応）の略で、特定のＤＮＡの断片を増幅する方法のことです。鋳型《いがた》となるＤＮＡを相補的に再生する酵素ポリメラーゼの作用を連鎖的に起こすことで、目的とするＤＮＡ断片を飛躍的に増やす方法です。

少量の材料から微量のウイルスや細菌を検出するといった感染症の診断に用いることができるようになったほか、犯罪捜査や生物学、人類学など幅広い分野で応用されています。

具体的な方法は、増幅したいＤＮＡの特定の部位を含む前後の塩基配列を決定し、特定部位をはさむ１対のプライマー（鋳型ＤＮＡに対して相補的な塩基配列を持つＤＮＡまたはＲＮＡ鎖のことをプライマーといいます）を設計します。

まず、２本鎖ＤＮＡを熱変性によって１本鎖とします。適当な温度でそれぞれの１本鎖ＤＮＡにプライマーを結合させ、さらに耐熱性ポリメラーゼを作用させることによって、相補するＤＮＡができます。これが１つのサイクルで、これにより標的ＤＮＡは２倍になります。これを20サイクル繰り返せば、理論的にはもとの標的ＤＮＡを100万倍に増幅することが可能です。

また、嘔吐物や便に菌が存在する可能性があるので、乳幼児期に兄弟間や集団生活の中で感染する可能性も示唆されます。家族内の調査では、父と子の間よりも、母と子・兄弟間で特に相関が高いとされています。ピロリ菌陽性の人が乳幼児と密に接触する場合には、感染源となりうることに注意すべきでしょう。

かつては内視鏡検査での感染もあった

現在では内視鏡の消毒についてのガイドラインに従って消毒には十分な注意が払われているので、内視鏡による感染の事例は極めて考えにくくなっています。しかし、ピロリ菌のことが十分に解明されていなかった時代に、内視鏡の洗浄・消毒が不十分だった施設で内視鏡検査によってピロリ菌が感染したものと推定される事例があります。ピロリ菌感染者に使われた内視鏡が十分に洗浄・消毒されないまま次の検査に使われると、感染をおこすリスクがあるわけです。

感染した場合は、数日以内に上腹部痛、吐き気、嘔吐などの症状が現われます。そこで胃を再検査すると、急性の胃炎が認められるケースのあることが知られていました。これは「内視鏡後急性胃粘膜病変」と呼ばれ、原因について検討されたことがありました。

◇急性胃粘膜病変◇

上腹部痛、吐き気・嘔吐が急激に生じ、ときには吐血や下血を起こすことのある急性の胃の病変です。内視鏡検査では、胃前庭部を中心に発赤、腫脹《しゅちょう》、びらん、潰瘍などが混在して見られることが多いものです。

多くは胃酸分泌抑制や鎮痙剤《ちんけいざい》などによる治療によって、症状は数日で軽快します。

「急性胃炎」と同義で用いられることもありますが、急性胃炎のほうが広義に用いられる傾向にあり、より変化の軽いものや、内視鏡などで確認されていないものも急性胃炎に含められます。

急性胃粘膜病変を起こす原因は、薬物や暴飲暴食、アニサキスという寄生虫、ピロリ菌の急性感染、過度のストレスなどが知られています。

このうち、内視鏡後急性胃粘膜病変は、ピロリ菌で汚染された内視鏡で検査を受けた4ないし7日後に、上腹部痛、吐き気・嘔吐、出血などを生じ、再び内視鏡でみると胃前庭部を中心にびらんや潰瘍が急に生じているものです。

不十分な消毒による内視鏡では、ピロリ菌が感染しうることが証明されたため、内視鏡の洗浄や消毒に関するガイドラインが作られ、現在では、このような事例はほとんど見られなくなっています。

ピロリ菌の検査法もなかった時代には、これを検証することはできなかったわけです。しかし、検査後にピロリ菌の抗体が出現することが示された事例や、ピロリ菌の種類の一致を確かめた研究が報告されました。つまり、内視鏡検査後数日で急性胃炎を起こした事例の一部は、ピロリ菌の感染であったと考えられます。もちろん現在では機器の洗浄消毒が十分に行なわれるようになり、このような患者間の感染事例はほとんど認められなくなりました。

このほか、稀な事例でしょうが、歯科治療後にピロリ菌が感染したことが示された症例報告もあります。医療従事者は、汚染した器具によって新たな感染を起こさないように十分な注意を払う必要があるでしょう。通常は口が接する程度でピロリ菌が感染することは少ないと考えられていますが、やはり体内に入るものは十分に衛生的なものを使用すべきです。

感染防止対策

感染経路が特定されないと対策も講じにくいわけですが、現在の感染状況から判断して、上下水道が整備されて居住環境がよくなっていることが感染を起こりにくくしている一因であることは確かなようです。また、若い世代の感染率が著しく下がってきているので、数十年後の日本は、各年代とも感染率の低い「先進国型」になると予想されます。

ただし、成人でも感染する機会が全くなくったわけではないので、口に入れるものには注意を払う必要があるでしょう。特に開発途上国で生活する場合には、非衛生的な水や食べ物には注意を払い、口に入れないようにするほうが感染のリスクは減るでしょう。

積極的な感染予防対策として、感染源となりうる大人を治療対象とし、接触する子どもを感染から守り、最終的に国民全体の感染が抑止できるのではないかという意見もあります。特にこれから子育てをする人は、子どもにうつさないようにする努力が必要です。特に密に接触する人は、ピロリ菌の感染検査を受けておくと安心でしょう。陽性の場合は口移しで食事を与えることは慎むべきです。もちろん、除菌治療を受けることを検討されてもいいでしょう。

感染者を見つけて積極的に除菌することは新規感染者の減少速度を今以上に加速させる利点がありますが、地域や国全体で除菌に取り組むには、その有効性・正当性の評価、治療の副作用やマイナス面の評価が十分になされる必要があるので、ただちに実現するのは難しいかもしれません。また、現状ではこのような場合の感染診断や除菌治療は健康保険の適応にならないので、各自がその意義、方法、副作用、有効性などを理解して判断することが必要となります。

第2章　胃癌はピロリ菌が原因だった

1　日本では毎年約五万人が胃癌で亡くなっている

癌についての統計

現在、日本では毎年約一〇〇万人が亡くなっています。厚生労働省の人口動態調査によると、二〇〇一年の精確な数字は九七万〇三三一人です。亡くなった人には必ず死亡診断書が必要なために死因については統計があり、比較的正確な実数が把握されています。その死因の内訳を見ると、二〇〇一年の死因の一位は悪性腫瘍（悪性新生物）で三〇万〇六五八人、二位が心疾患で一四万八二九二人、三位が脳血管障害の一三万一八五六人となっています。さらに、肺炎が八万五三〇五人、事故が三万九四九六人、自殺が二万九三七五人と続いています。悪性腫瘍は一九八一年以降一位であり、その数や割合は増加傾向にあります。

さて、悪性腫瘍の中でどのような癌が多いのかを見てみましょう。胃癌についての「死亡数」をみると、二〇〇一年では男性三万二二六七人、女性一万七六九一人、合計で四万九九五八人が死亡されています。これは悪性腫瘍の中の原因としては肺癌に次いで多い数です。

ところで、胃癌と「診断」された人はどのくらいいたのでしょうか？　この数字を胃癌の

表2・1　主要死因別死亡者数

死　因	1980年	2001年
総　数	722,801	970,331
悪性新生物	161,764	300,658
胃	50.443	49,958
気管・気管支・肺	21.294	55,034
心疾患	123,505	148,292
脳血管疾患	162,317	131,856
肺炎	33,051	85,305
不慮の事故	29,217	39,496
自殺	20,542	29,375

出典：厚生労働省「人口動態統計」より抜粋

「罹患数」といいますが、どれだけの人が「胃癌」と診断されたのかを実数で調べた全国的な統計はありません。しかし、地域によっては癌の診断について比較的正確な統計を出しているところがあり、それらの資料から類推した「全国癌罹患率協同調査」があります。

この調査によると、胃癌と診断されている人の推計数は、一九九九年には、男性六万九六二七人、女性三万四〇五八人、合計で一〇万三六八五人でした。すなわち、日本では年間約一〇万人以上が胃癌と診断され、胃癌で死亡する人が約五万人いることになります。罹患数と死亡数の差は、おおむね治療によって生存されている人の数と考えられるので、治療中の人や治癒した人が、やはり約五万人いることになります。

なお、世界の癌統計については、国際癌研究機関（IARC　International Agency for Research on Cancer）

が、二〇〇〇年における世界の癌の推計を行なっています。これによると世界の癌の罹患数は、一位が肺癌で、以下、乳癌、大腸癌、胃癌の順になっています。胃癌の罹患数は約七九万人と推定されていますが、その半数以上は中国、日本、韓国といった東アジア地域に集中しています。

そして、死亡数の順位では、一位が肺癌、二位が胃癌となっています。これは、世界的に見ると胃癌の早期発見や治療が十分に行なわれていないので、胃癌罹患者の大半が死亡しているという現状を反映しているものと思われます。

東アジア地域で胃癌が多いことの理由はこれまで「謎」でしたが、ピロリ菌についての研究が進むにつれ、因果関係の推定ができるようになってきました。第1章で述べたように、この地域で蔓延しているピロリ菌が、胃粘膜の傷害を起こしやすく、萎縮が進んで胃癌を引き起こしやすいからではないかと指摘されています。

罹患数・罹患率の求め方

癌の統計について説明しておきましょう。「罹患数」は、ある地域の集団を対象とする「がん登録」という制度に基づいて、その地域で新たに癌と診断された人の診療情報から数字を出します。罹患数を出すには、同一患者を二回以上集計しないように照合したり、以前に癌と診断されている人の継続的な治療については除外したりするなど、地道な作業が必要です。また、対象とする人口集団の設定も重要です。あまり小規模であったり、人口の流動が激しかったりする場合には、評価が難しくなります。

他との比較に際しては、実数を把握するだけでなく、「罹患率」を出す必要があります。罹患率というのは、癌の罹患数を対象となる人口数で割った率で、通常は人口一〇万人当たりの数字を用います。式で表わすと次のようになります。

$$\text{ある癌の罹患率（10万人当たり）} = \frac{\text{ある年の癌の罹患数}}{\text{対象人口}} \times 10\text{万}$$

少し詳しくなりますが、癌の比較をしようとすると、その人口の年齢構成がきわめて大きな意味を持ってきます。これは、病気のかかりやすさは年齢に応じて異なるためです。高齢者の多い集団では癌の罹患数は多くなり、若年者が多ければ癌の罹患数は少なくなります。当然、若年者の集団では罹患率は低くなり、高齢者の集団の罹患率は高くなります。それゆえ、年齢ごとに罹患率を出した「年齢階級別罹患率」という数字が参考になります。

そして、「標準人口」（国内の比較をするときは一九八五年の日本の人口構成、国際比較をするときはドールらの世界人口を用いることが多い）を用い、年齢階級別罹患率に標準人口の年齢構成の重みを掛けたものが年齢調整罹患率となります。式では次のようになります。

ある癌の年齢調整罹患率（10万人当たり）

$$= \frac{\text{各年齢における（標準人口の年齢階級別人口×年齢階級別罹患率）の合計}}{\text{標準人口}} \times 10\text{万}$$

累積罹患率を見ると胃癌はよくある病気

この罹患率という数字は、まだ漠然としているという意見があります。つまり「この数字では、癌にかかりやすさを想像するのは難しい」というものです。そこで、ある年齢まで生存したとして、それまでの間にある疾患にかかる割合を示す「累積罹患率」という指標があります。つまり、〇歳から七十四歳までの年齢階級別罹患率を足し合わせることによって、七十五歳になるまでにその病気にかかる割合が出てきます。ただし、これは一つの病気に注目しているので、その年齢までに他の病気で死亡しない場合の仮定の数字です。それでも、寿命を全うする間にその病気にどの程度かかりやすいのかを大まかに比較する場合には参考になります。

このようにして各種の癌の累積罹患率を出したものが図2・1です。これを見ると、高齢になるにしたがって胃癌と診断される人が急激に増加していることがわかります。また、他の癌に比べ、胃癌は最もかかりやすい癌であることも明らかです。すなわち、現在の日本人が平均寿命近くまで生きるときに生涯で胃癌に罹患する「おおよその割合は、男性で一〇人に一人以上、女性では二〇人に一人以上」と推定されます。

のちほどピロリ菌と胃癌との関係を説明しますが、ピロリ菌感染者の場合はこの推定値がさらに高くなり、一生のうちで胃癌に罹患する割合が「五〜六人に一人」という試算もあります。特に、高齢になると急激に累積罹患率が上昇するので、胃癌が日本の高齢者にとって重要な疾患であることをご理解いただけると思います。

胃癌と肺癌の死因トップ争い

長い間、日本では胃癌が悪性腫瘍の死因の一位を占めていました。一九九九年、肺癌に一位を譲ったものの、病気になる人の数である罹患数は肺癌を淩《しの》いでいます。つまり、死亡者数では一位が肺癌で胃癌は二位ですが、罹患率でみると、男性では一位が胃癌、二位が肺癌であり、女性では一位が乳癌、二位が胃癌です。

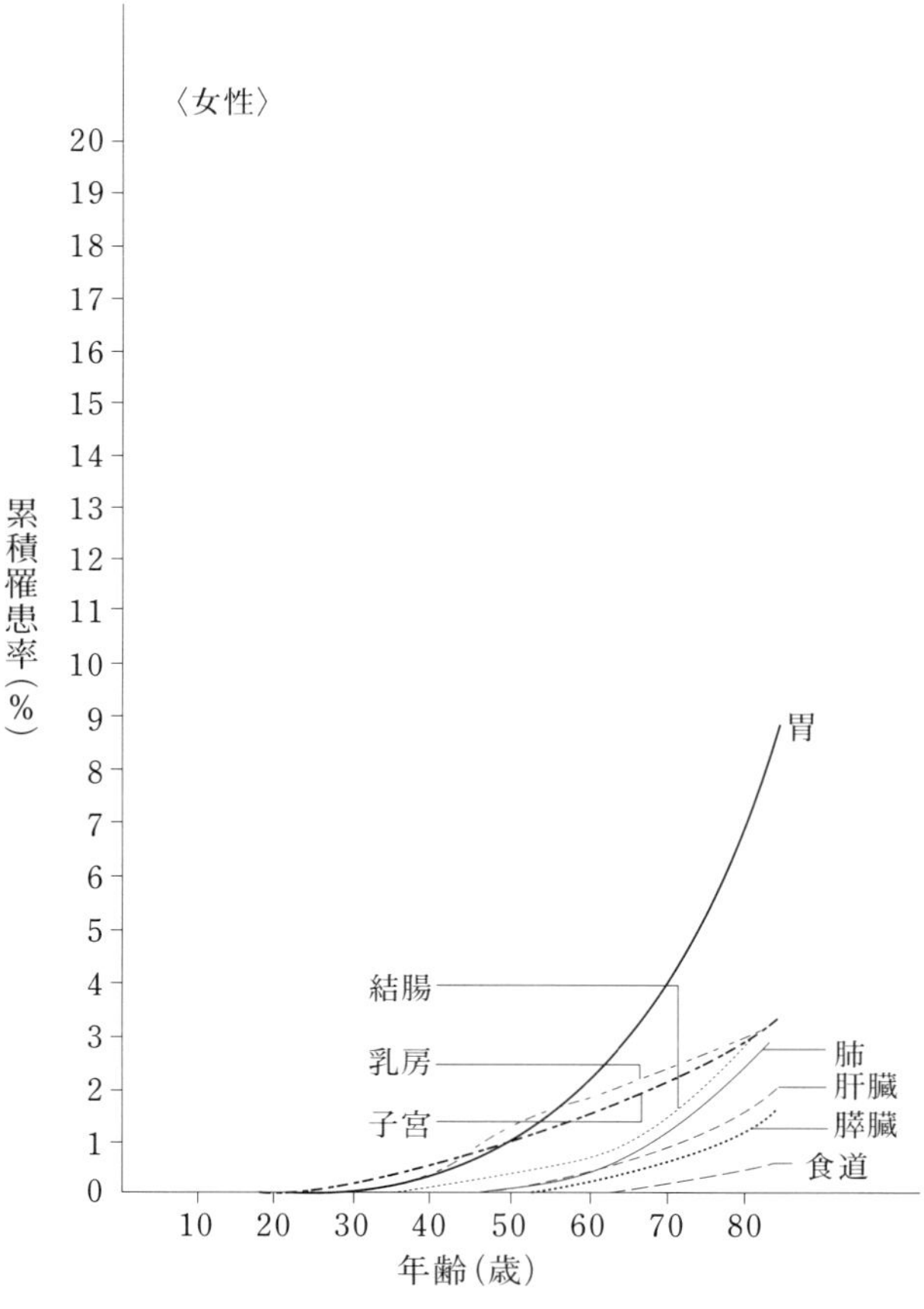
〈女性〉
累積罹患率（%）
20
19
18
17
16
15
14
13
12
11
10
9
8
7
6
5
4
3
2
1
0
10
20
30
40
50
60
70
80
年齢（歳）
胃
結腸
乳房
子宮
肺
肝臓
膵臓
食道

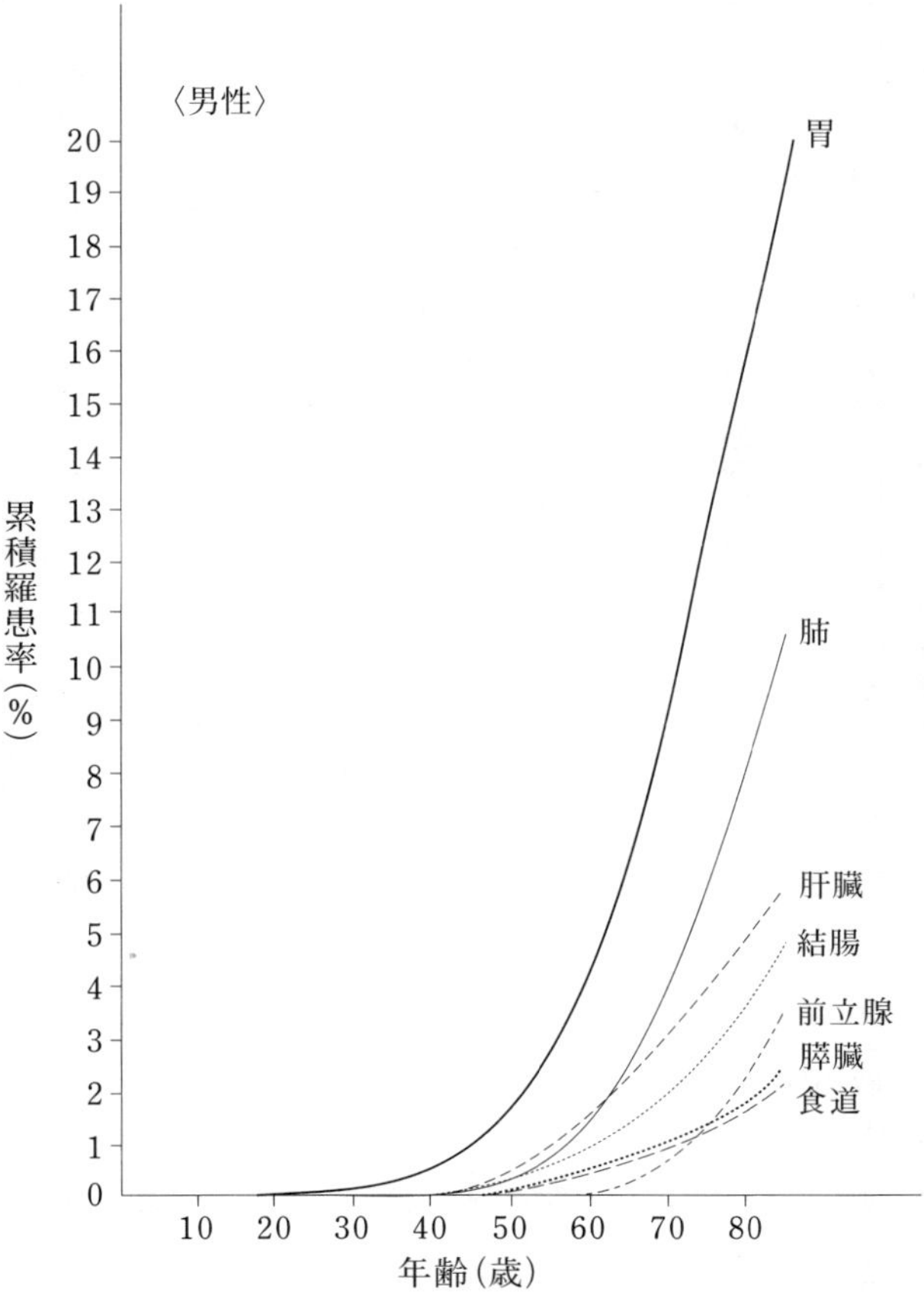

図２・１　各部位別にみた累積癌罹患率
出典：渡辺晶「日本人のがん」金原出版、1995 年

肺癌の死亡者が多いのは、罹患者のうち推計される死亡率が八五%程度と高いためです。一方、胃癌の場合は診断後に死亡に至るケースが半数程度だからです。つまり胃癌は、早期発見のための診断技術が進歩したことに加え、たとえ早期発見できなかった場合でも各種の治療が成果をあげていることによって、診断が直ちに死につながる病気ではなくなってきています。したがって、胃癌は比較的発生頻度の高い病気なので、怖がって検査を受けずにいるよりも、積極的に胃の検診を受けることが勧められるわけです。

ちなみに、肺癌についても早期発見の努力や治療成績の向上を目指しての努力がなされていますが、死亡率の高い治りにくい病気であることを認識する必要があります。癌抑制には、禁煙が最も効果のあることは明らかです。今後一層、タバコの煙のない社会をつくるよう、喫煙者も非喫煙者もお考えください。

胃癌の罹患率と死亡率は減少傾向にある

現在の日本は高齢化社会を迎え、癌の罹患数は増加していますが、図2・2に示すように胃癌による年間死亡者の実数はほぼ横ばいです。これにはいろいろな要因があります。胃癌の多い世代である高齢者の急増、早期胃癌の増加がある一方で、正確に比較すると実際に胃癌にかかる人の「割合」は年々少しずつ減っているのです。これがどういうことかを説明しましょう。高齢者の多い集団と若年者の多い集団では、病気になる割合や死亡する人の割合が異なります。このため、異なった時代間で病気の「罹患率」や「死亡率」を比較する場合には、そのときの人口構成を考慮して比較するのが常套手段です。

図2・3は、一九八五年の日本のモデル人口で調整した胃癌の「年齢調整罹患率」と「年齢調整死亡率」です。これによると、罹患率も死亡率も年々確実に低下してきています。しかしながら、人口構成では高齢者の割合が急速に増加しているので、たとえば患者の実数の予測では、胃癌についてはあまり変わらないか、若干の増加を示すだろうと考えられているわけです。年齢内訳の予測を見ると、図2・4に示すように将来的には若年者で胃癌になる人はさらに少なくなることが予想され、胃癌になる人の高齢者の割合が今よりも増加すると考えられています。

胃癌の死亡率低下に寄与している要因

胃癌の死亡率の減少にもっとも寄与しているのは罹患率の減少と考えられます。つまり、胃癌の罹患数自体が減っているので死亡者数も減少しているのです。ただし、同じ割合で減

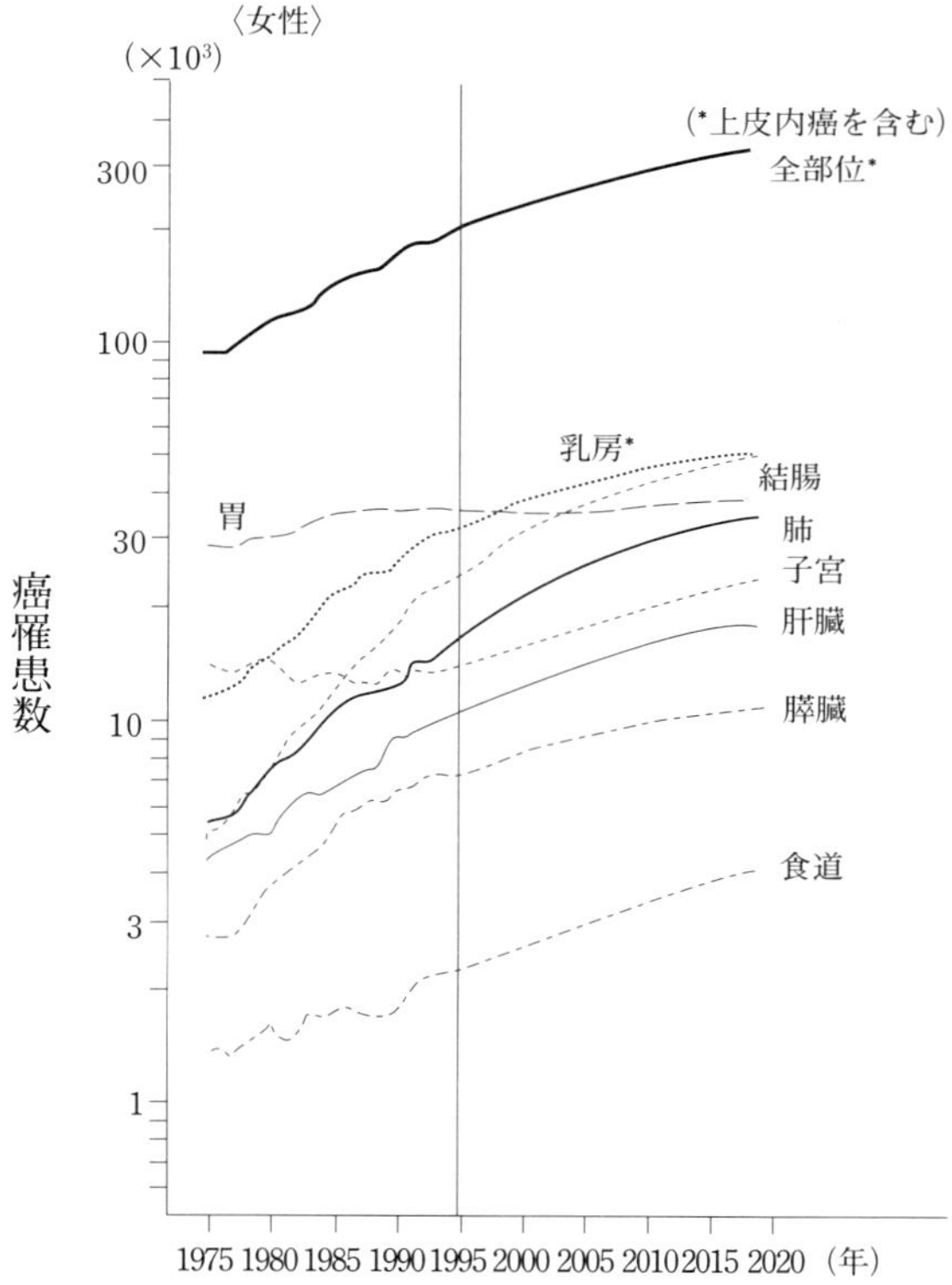
〈女性〉
(×10³)
(*上皮内癌を含む)
全部位*
乳房*
結腸
胃
肺
子宮
肝臓
膵臓
食道
癌罹患数
300
100
30
10
3
1
1975 1980 1985 1990 1995 2000 2005 2010 2015 2020 (年)

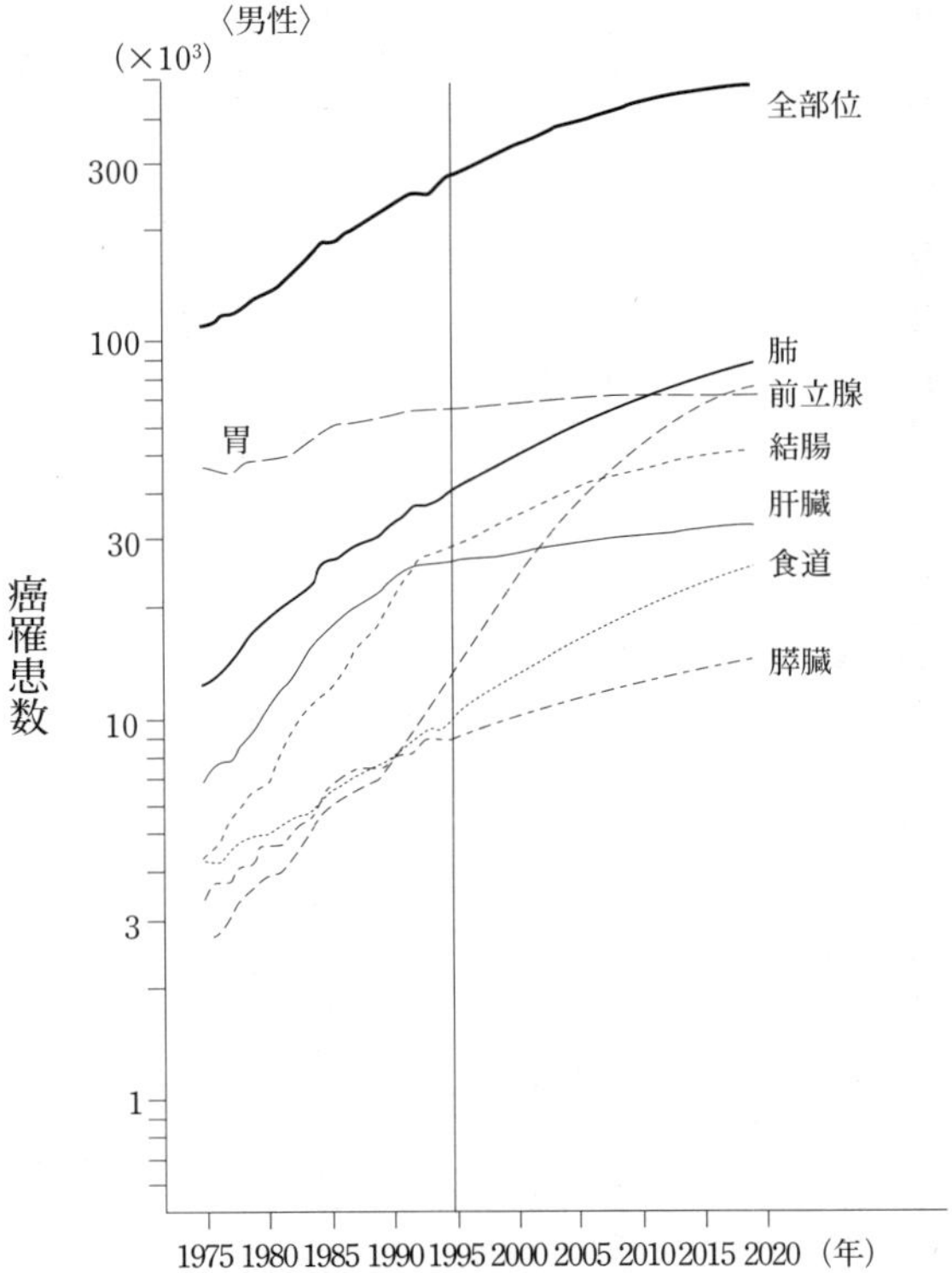

図2・2　部位別にみた癌患者の実数の推移（モデル人口は 1985 年の人口）
出典：大島明ほか「がん・統計白書 2004」篠原出版新社、2004 年（一部省略）

っているわけではなく、図2・3で見るように罹患率の減少よりも死亡率の減少のほうが加速しています。これは、診断・治療の進歩によるものと考えてよいでしょう。これを世界的に見ると、診断・治療についてあまり進んでいない他の国々では、胃癌はまだ、罹患者の大多数が死亡する病気なのです。

また、図2・4は、胃癌のリスクの高い高齢者が人口の中で多い間は、胃癌と診断される人の実数が多くなることを示しています。しかし、若い世代は胃癌になりにくい傾向にあり、将来的には実数でも顕著に減少するのは確実と考えられています。

このほかにも、胃癌の罹患率は高齢者ほど高いとはいえ、同じ年代の罹患率を年ごとに比べると、次第に減少しているというデータもあります。その最大の原因は、あとで述べる「ピロリ菌感染者は年齢が若くなるにしたがって急速に減少している」ことと呼応していると考えられます。

このように、他の癌がおおむね増加を示しているのに対して、胃癌については将来的な見通しは明るいといえます。ただし、今を生きる日本人にとって、ピロリ菌感染は国中に蔓延した問題です。特に感染者の多い中高年の方々は、胃癌のリスクについて認識しておく必要があるでしょう。

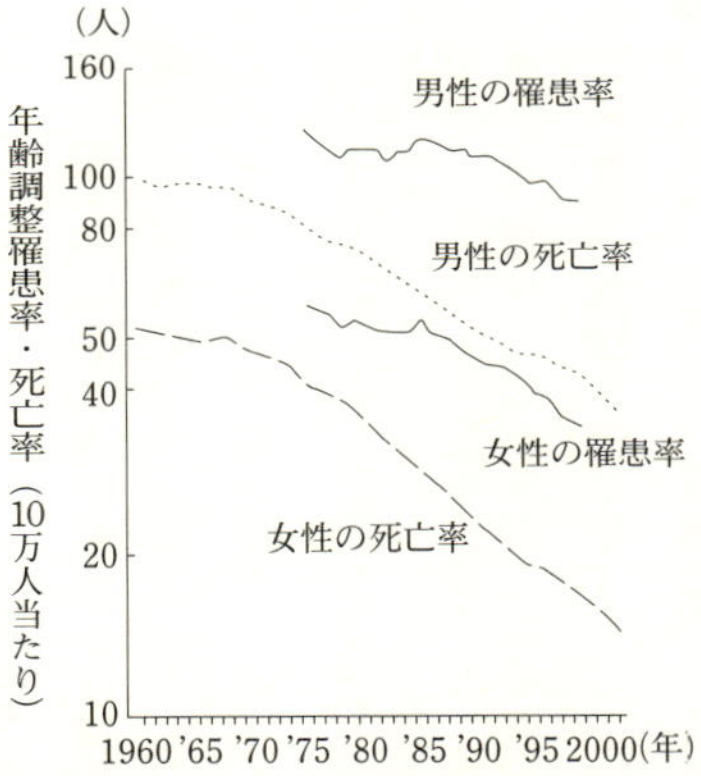

図２・３　胃癌の年齢調整罹患率と年齢調整死亡率の推移
出典：津熊秀明ら，「胃癌の時代的変遷」胃と腸，40：19-26, 2005

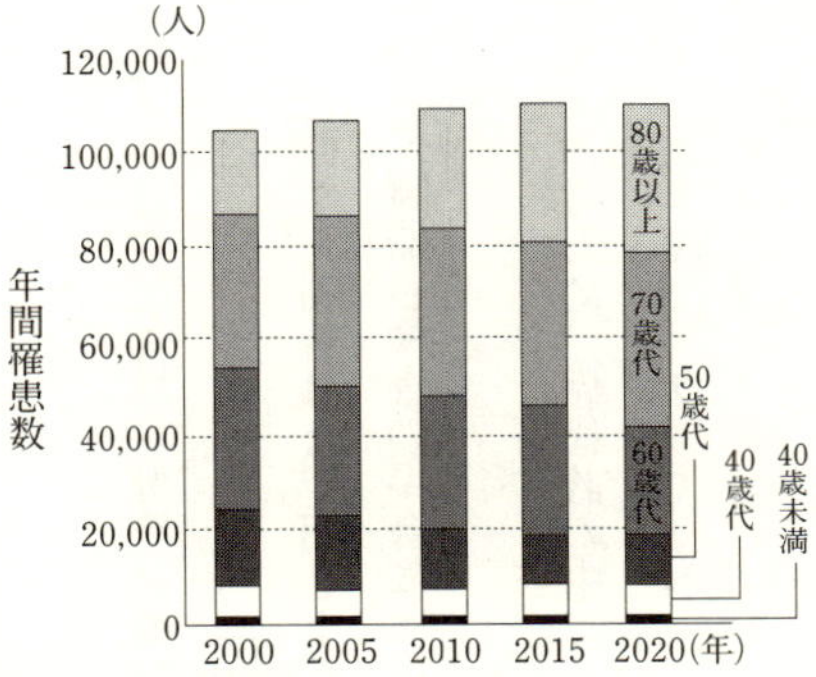

図２・４　胃癌罹患数と年齢分布の推移
出典：津熊秀明ら，「胃癌の時代的変遷」胃と腸，40：19-26, 2005

2　普通の健康診断や検診では安心できない？

毎年一六〇〇万人が受けている胃癌検診

まず、健診と検診の違いについて確認しておきましょう。健診とは、「健康診断」あるいは「健康診査」の略で、「健康状態を調べる」ことです。これに対して検診とは、「病気にかかっているかどうかを知るために診察・検査をする」ことです。両者はよく同じような意味に用いられますが、「胃癌検診」というように特定の病気や臓器の検査の場合には「検診」といいます。

日本では、胃癌は癌と診断される機会が最も多い疾患であるため、癌検診の中でも「胃癌検診」は職域・地域を合わせて一六〇〇万人以上が受検しているとされています。これは、肺癌、大腸癌、子宮癌、乳癌などと比べて最も多い数字です。

胃癌検診は、通常は胃レントゲン検査が普及しています。これは、空腹状態でバリウムという造影剤を飲んで胃粘膜に付着させ、レントゲンで撮影する方法です。ただし最近では、この方法以外にも、血液検査を組み合わせる方法や、初めから内視鏡検査を行なう方法がとられています（第４章参照）。

胃レントゲン検査の診断精度

胃レントゲン検査は胃癌検診の基本となっています。胃癌検診の普及という意味では、レントゲン撮影法が大きな役割を果たしたことは誰しも認めるところです。実際に、これによって胃癌死亡率が減少していることを示唆するデータもあるので、有効なものと考えてよいと思います。

しかし、これに頼りきってよいかというと、疑問もあります。たとえば、検診機関による胃癌の発見率を比較した福岡県のデータでは、一万人当たり最高一八・六人、最低四・四人と四倍以上の開きがありました。受検者グループによって胃癌の発症率に違いがあるとしても、これほどの差が出るとは考えにくいので、これは診断の正確さにばらつきがあることを示唆しています。言い換えると、それぞれの検診機関における検査法や読影法の違いがあり、一口に胃レントゲン検診と言っても質の良し悪しが混在していることが推測されるわけです。

主として行なわれている「間接胃レントゲン検査」の診断精度は、感度が五七〜九〇％とされています。このことは、癌と診断されない見逃し率が一〇〜四三％であることを意味しています。また、陽性適中度は〇・九～二％とされています。これは、胃レントゲン検査で癌が疑われ、さらに精査した場合に九八～九九・一％は結果的に癌でないことを示していま す。つまり、もちろん癌を正しく診断していることもあるわけですが、レントゲン検査で癌が疑われても、その大多数は癌でないことになります。

実は、この診断精度には多くの因子が関与しています。検査側の要素としては、たとえばレントゲン機器や撮影方法、撮影技術、使っているバリウムの適否などが関係します。また、受検者が撮影に適した空腹状態にあったかどうか、撮影時に息止めや体位変換などが適切になされたかどうかなども撮影画像に影響します。従来から、見逃しのない撮影をするための工夫がなされ、精度を向上させる努力がされて来たようですが、見逃しがより少ないという意味では、内視鏡に比べると信頼性はやや劣ります。より早期に正確に癌を見つけることの意義が大きい時代にあっては、検査法自体に限界があるのかもしれません。

効果的な胃癌検診のための工夫

今では血液検査の「ペプシノーゲン」と「ピロリ菌抗体」を併用することで、胃癌リスクの高い人を見出せることがわかっています。これらは血液検査という簡便な方法なのですが、画像診断との具体的な組み合わせの方法や有効性の評価が十分に定まっていないために、実際に導入されているところはまだ少ないようです。しかし、リスクに応じた検診間隔などが確立すれば、費用対効果の面からも有望で、意義のある方法となる可能性があります。

また、胃の中の状態を調べる検査法として、より精度の高い「内視鏡」を導入している検診もあり、効果を上げています。内視鏡は、多くの人々に実施する場合、検査体制の能力に限界があることや、受検者にやや抵抗があること、また、わずかながら検査のリスクがあることなどが障害となっていますが、個人で受ける健診や人間ドックでは広まってきています。ペプシノーゲンやピロリ菌抗体とうまく併用する工夫も考えられてよいと思います。

将来的には、胃癌のリスクがきわめて低くて罹患しにくい人は胃癌検診の対象から外すことも考慮できるので、これによって検診の対象者数が減少すれば、胃癌リスクの高い人は初めから内視鏡検査を受けるという検診方法が現実味をおびてくるでしょう。

いずれにせよ、検診については、その正確さ、簡便さ、費用対効果のバランスを考慮して、合理的な方法を検討する必要があり、一様に一年一回の胃レントゲン検診を勧める方法については再考する余地があるように思われます。

3 胃癌とピロリ菌の関係

ピロリ菌は「確実な発癌因子」か？

一九九四年にWHOのIARC（国際癌研究機関）によって、ピロリ菌は「確実な発癌因子」と認定されました。この段階までに、ピロリ菌に持続感染している状態で胃癌になりやすいことを示唆する状況証拠が集積されてきたことが、認定につながりました。発癌への道筋としては、ピロリ菌感染が持続することで慢性胃炎を生じ、引き続きこの状態が継続すると胃粘膜萎縮や腸上皮化生《ちょうじょうひかせい》といった慢性胃炎の進んだ状態となること、さらには萎縮の進んだ胃炎には胃癌が発生しやすいことが、研究の結果予想されていました。

これを裏づける疫学的なデータとして、ピロリ菌の感染者は非感染者の数倍以上の割合で胃癌になることが次々に報告されました。また、たとえばピロリ菌陽性者を長年経過観察すると、八年間に約四・七％に胃癌が発生したが、陰性者からは胃癌の発生が認められなかったという報告がありました。その後もピロリ菌感染が胃癌に関与する知見が相次ぎ、これを否定するものは現われませんでした。

また、胃癌患者のうち、どの程度がピロリ菌感染者であったのかを調べると、ピロリ菌感染の有無を正確に診断すればするほど、きわめて高い数字になり、現在では九〇％以上というのが一般的な見解であり、高いものでは九八％という報告もあります。

ただし、WHOの認定は疫学調査に基づくものであったため、「原因菌によって病気を発症させる」ことができるかどうか、という部分は未解決でした。

ピロリ菌感染に対する介入試験

ピロリ菌感染と胃癌との関係が強く疑われてきたため、感染状態を治療（除菌治療）すれば癌にならないですむのかということは、たいへん重要な問題です。また、どの段階で治療すれば有効なのかも大いに興味のある問題です。このように、自然経過を観察するだけでなく、なんらかの治療を施し、その経過に介入して治療の効果を調べる試験を「介入試験」といいます。

これまでに行なわれた介入試験はいくつかありますが、中国からはピロリ菌感染者を、除菌治療群と非除菌群に分けて、胃癌の発生を比較した研究が発表されています。八年間の追跡期間中に、除菌群からは二四六名中一名（〇・四一％）、非除菌群からは三〇六名中六名

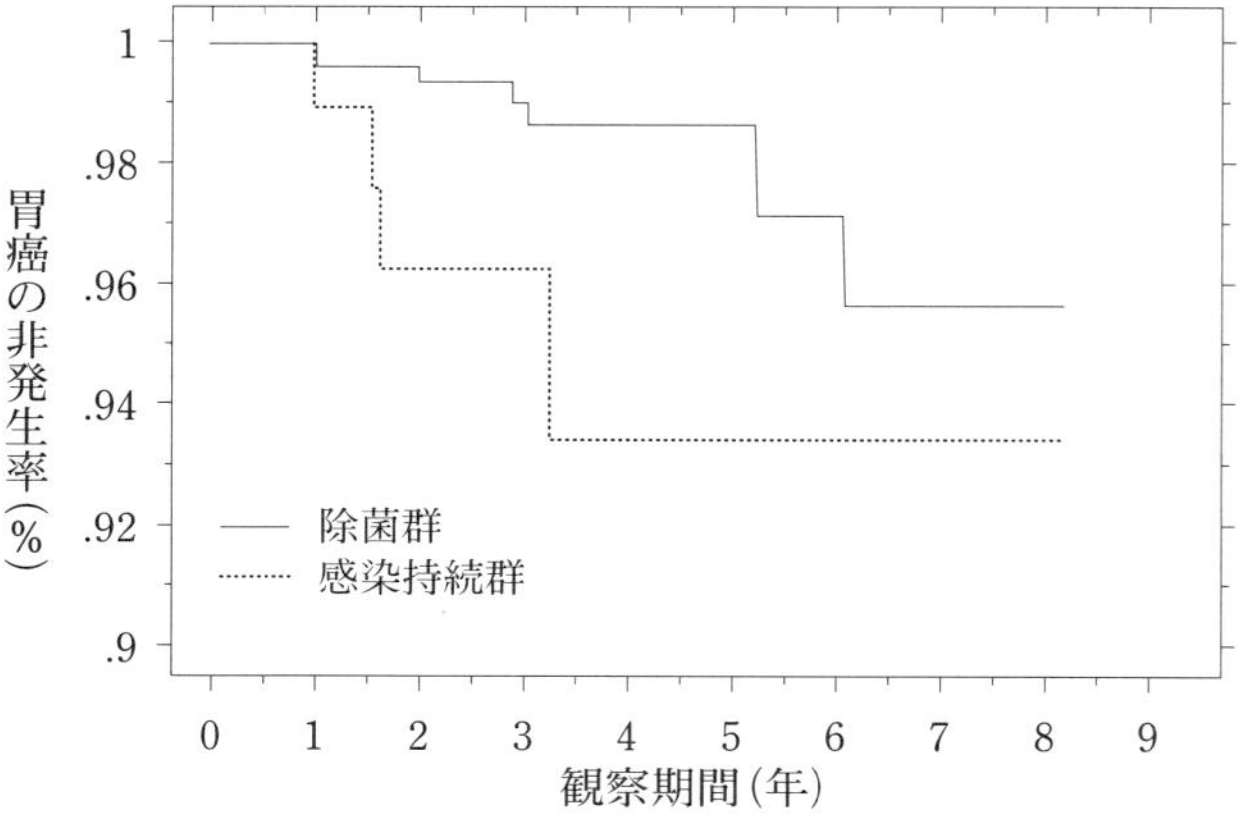

図2・5　除菌治療による胃癌発生の予防効果を示唆する結果
出典：Take *et al.,* Am. J. Gastroerterol, 100 : 1037-1042, 2005 を簡略化

（一・九六％）の胃癌が発見され、除菌群で有意に胃癌が抑制されたという結果でした。

日本からは最近、図2・5のように武らによる胃潰瘍症例についての報告があります。これは、胃潰瘍と診断後に除菌治療を受けて一年以上（平均三・四年）経過観察した一一二〇例について検討したものです。観察期間中に九四四例の除菌成功群からは八例、一七六例の除菌失敗群（感染持続群）からは四例の胃癌が発見されました。グラフでは胃癌の非発生率として表示されているため、感染持続群のほうが経過観察期間が長くなるにつれて胃癌が発生し、右下に下がってきており、両群は統計学的に有意な差異があることが示されました。

動物実験でピロリ菌によって胃癌が発生

ピロリ菌感染を成立させることは、どの動物でも容易なことではありません。しかしスナネズミでは比較的感染させやすいことがわかり、一九九八年には日本から胃癌発生についての報告が相次いでなされました。特に武田薬品工業薬剤安全性研究所の渡辺らは、ピロリ菌の感染のみでもスナネズミに胃癌が発症したことを報告しました。これこそが、ピロリ菌が直接的に胃癌発生にかかわる証拠といえるもので、この動物実験によって癌との因果関係を証明できたことになります。

動物実験で胃癌を発生させることができたので、感染後に除菌治療した場合にどうなるかが調べられました。動物実験での介入試験で、除菌治療が癌予防に有効かどうかが調べられたわけです。これによると、除菌によって約三分の一程度に癌発生が抑制されていました。

多段階発癌という考え方

ピロリ菌に感染するだけで確実に胃癌になるわけではなく、ヒトの場合には感染者のごく一部しか潰瘍や癌を発症しません。またこれまで胃癌に関連する因子は数多く検討されており、食生活や塩分摂取など、関連性を否定できないものもあります。つまり、ピロリ菌の持続的な感染が基礎にあるようなのですが、胃癌に至るには、ピロリ菌の種類、感染者の菌に対する反応、遺伝的な因子、食生活などの環境的な因子といった多くの要因が複合しているという考えが、実際には正しいかもしれません。環境因子として検討されたものでは、「塩分の過剰摂取」が胃癌のリスクを高めることが示唆されており、逆に「野菜」「果物」などは癌を抑制する可能性が示唆されています（第5章参照）。

ピロリ菌とは直接関係のない胃癌

日本人の場合、ピロリ菌感染と無関係な胃癌はきわめて少数と考えられています。胃癌の部位でいうと、胃の入口近くにできる胃癌は、特にピロリ菌の感染とは無関係に発症するものもあるというデータがあります。これは、胃の入口が胃酸の逆流で刺激を受けることと多少関連しているかもしれません。

ピロリ菌以外で胃癌に関与するものの一つにＥＢウイルスがあります。ＥＢウイルスは、誰でも抗体を持っているような成人では、一度は感染していることの多いウイルスで、稀にリンパ腫や頭頸部腫瘍などと関係することが知られています。そして、胃癌にもＥＢウイルスに起因するものがあるという報告があります。

◇腸上皮化生と分化型癌・未分化型癌◇

「上皮《じょうひ》」とは、消化管の粘膜《ねんまく》を構成する細胞のことで、表面を被覆して臓器を保護している被覆上皮、水や塩分などを吸収する吸収上皮、粘液や酵素やホルモンなどを分泌する分泌上皮などがあります。化生《かせい》とは、「ある組織が別の方向に分化した組織に変わる現象」と定義されています。そして「腸上皮化生」とは、「胃の上皮細胞が、（慢性的に胃炎が持続した結果）腸型の特徴を有する上皮細胞に変わること」をいいます。

胃癌との関係では、腸上皮化生が多く見られるような高度の慢性胃炎の胃には胃癌も高頻度に認められ、その関係が注目されています。腸上皮化生が胃癌の前段階かどうかには議論があるものの、少なくともハイリスクの状態であるという認識は正しいようです。

胃癌の病理組織は、大きく分けると分化型癌と未分化型癌に分けられます。分化型癌は腸上皮化生の粘膜に生じやすく、もとの上皮の形（腺管）に類似した形態の癌で、徐々に膨張するように生育する傾向があります。小さいうちに発見されれば、内視鏡的な治療対象となることが多いものです。

一方の未分化型癌は、胃本来の粘膜に発生し、腺管を形成せず、上皮を破壊しながら生育しやすい癌です。若い人に多い進行の早い「スキルス胃癌」は、胃壁を硬化させながら広がる未分化型癌ですが、腹膜にも広がりやすく、根治が難しい傾向にあります。

4 胃癌のリスクを見極める方法

胃癌になりやすい人のチェック

ある疾患の検診を効果的に行なうには、ハイリスクの人を選別して、さらに精密検査をする方法がよく行なわれます。たとえば、B型肝炎ウイルスやC型肝炎ウイルスに感染していると肝癌を発症するリスクが高まるので、肝炎ウイルスの検査から精密検査の対象者を絞り込んでいきます。また、便潜血の陽性者には大腸癌のリスクが高いので、大腸検査を受けるべき人を選別するために実際に便潜血検査が行われています。

胃の場合は、従来は初めから胃レントゲン検査を行なうのが一般的でしたが、現在は血液検査でリスクを見分ける方法が注目されています。胃癌リスクの評価のために検討されている方法の一つがピロリ菌の感染の有無を調べるピロリ菌抗体検査であり、もう一つが胃粘膜の萎縮の程度を調べるペプシノーゲン検査です。それぞれ、ピロリ菌感染者は胃癌のリスクが高いという事実と、胃粘膜萎縮を反映するペプシノーゲン異常の人はやはり胃癌のリスクが高いという事実に基づいています。

実はピロリ菌の感染はピロリ菌抗体で調べる方法が簡便なのですが、これには問題もあるのです。その一つは、中高年では陽性者が多くて対象を十分に絞り込むことができないこと、もう一つは、一部のきわめてリスクの高い人で抗体が陰性化してしまっている人が抜け落ちてしまうことです。

一方、胃粘膜萎縮自体は内視鏡やレントゲンでも評価できるのですが、客観性に乏しいという問題があります。これに対して、ペプシノーゲンの異常が胃粘膜萎縮をよく反映することがわかり、血液検査だけで行なえる簡便性と、数値で評価できる客観性が注目されています。ただし、胃粘膜萎縮が高度になるほど胃癌のリスクが高まるのは事実なのですが、若年者では萎縮があまり進まないうちに発症する癌もあるので、ペプシノーゲン検査だけに頼ることには危険もあります。総合的には、癌を拾い上げる検査法としての能力は従来の「胃間接レントゲン」とあまり違わないという成績もあるので、検診の中で上手に利用することが望ましいことになります。

血液検査による胃癌のリスク評価

ピロリ菌抗体とペプシノーゲンの二つの検査を組み合わせて検診対象者を四つのグループ

表2・2　ペプシノーゲンとピロリ菌抗体により分類した各群の胃癌発生率

	ペプシノーゲン正常	ペプシノーゲン異常
ピロリ菌抗体陰性	A：胃癌の発生なし	D：年間10万人当たり871人
ピロリ菌抗体陽性	B：年間10万人当たり107人	C：年間10万人当たり238人

出典：一瀬,「血清学的スクリーニングによる胃がん検診の効果と効率に関する研究」p.155, 2004年

に分けると、それぞれのグループでの胃癌発見率が明らかに違います。そこで、これによって胃癌のリスクを評価する方法が注目されています。

和歌山医大の一瀬らの長年の検診データを紹介しましょう。それは、ピロリ菌抗体とペプシノーゲンの二つの血液検査を行ない、表2・2のように対象者をA群からD群の四つに分け、それぞれの胃癌発見の頻度を算出したものです。

A群にはほとんど胃癌が見つからない一方で、B群、C群、D群の順で胃癌のリスクが高まることがうかがえます。ピロリ菌の感染者は、感染が長期間持続するに従い、胃粘膜萎縮が進んでB→C→Dに変化していくことが予測されており、実際にも長年の観察でそのようにグループが変化する例も観察されています。

各群に入る人の割合は、観察する集団の年齢層によって大幅に異なります。すなわち、若年者が多ければA群が多くなり、

高齢者が多ければＢ郡、Ｃ群が多くなります。最もリスクの高いＤ群のように、感染状態が長年続いていたと思われるがピロリ菌の抗体が陰性化する人は数パーセント以下と少ないようです。通常、Ｄ群に入る人の状態は、ピロリ菌の感染状態が長期にわたって続いたために胃粘膜が高度に萎縮し、ついにはピロリ菌自体が棲みにくいほど胃粘膜が変化した状態と考えられます。ただし、今後は除菌治療を受けた人でＤ群に該当する人が出てくると思われるので、そのリスク評価をどう定めるかが問題となるでしょう。

5 胃癌のリスクを下げる方策

子どものピロリ菌感染と除菌治療

ピロリ菌の感染率が低くなると胃癌の発生率が下がることが明らかになったので、まずは感染しやすい乳幼児期に注意して、感染自体を防ぐ努力が必要です。幸いにも、衛生的な環境の整っている現在では、すでに感染率は十分に低下してきています。しかし、親から子、あるいは子ども同士でも感染が起こりやすいようなので、注意するほうがいいでよう。

具体的には、乳幼児期において感染者から口移しで食事を与えたりすることは、特に慎むべきだと思われます。現在ではほとんどの人が上下水道の完備している環境で生活しているので、普段の飲料水についてはあまり気にしなくてもよいのですが、井戸水や涌き水などの使用については注意が必要です。

小児期の除菌治療については、胃・十二指腸潰瘍や慢性胃炎、鉄欠乏性貧血といった疾患との関連がある場合には、適応と考えられてきています。感染していることが判明しただけで治療すべきかどうかについては、まだはっきりしたガイドラインはないのが実情ですが、胃癌の多い家族であれば、除菌治療を考慮してもよいのではないかという意見もあります。

なお、乳幼児期には感染状態が変動することがあるともされています。つまり、自然に菌が排除されることがあり得るようなのです。おそらく十歳以降ではその変動が稀となり、感染者では感染状態が続いていくものと思われます。今後研究が進むことによって、どの年齢ならば治療すべきだとか、どの程度の疾患状態ならば治療すべきだといったことが、もう少し明確に決まることでしょう。

除菌によって胃癌発症を予防できることを示唆する報告

現在の健康保険上、ピロリ菌に感染しているだけでは除菌治療の対象となっていません。

これにはいくつかの理由があります。感染者であっても、潰瘍や癌といった重大な病気を引き起こす割合が必ずしも高くないこと、感染に気づかずに一生を終えるような症状の乏しい例もあること、除菌成功率が一〇〇％でないこと、除菌治療に副作用を生じる例があること、治療対象者が多ければそれだけ医療費がかかることなどです。

しかしながら、胃癌は深刻な病気です。もしも除菌によって胃癌発症のリスクが下がるならば、たとえば両親や兄弟を胃癌で亡くしたピロリ菌感染者は、すぐにでも除菌してしまいたいと思うことでしょう。そして、さきほど「介入試験」について紹介したところでも示したように、除菌治療による胃癌予防の有効性を認める報告が、徐々に積み重なってきているのです。

また、胃癌の治療をしても胃を残している場合、その後も第二、第三の胃癌を起こす頻度が高いことが知られていました。内視鏡で胃癌の治療を行なった人に対して除菌治療を行ない、その後の胃癌発生の予防効果を調べた浅香らによる全国調査があります。六カ月以上経過観察した胃癌の内視鏡的治療症例二八二五例について、除菌治療を受けた人と受けなかった人に分けて比較すると、非除菌群で五・二％、除菌群では二・二％の胃癌が見られました。除菌治療を受けた場合には胃癌の発生が三分の一程度になっていたのです。

さらに、この問題については、斉藤らによってピロリ菌感染者を特に治療せずに経過観察した場合と、除菌治療を受けた場合において、胃の状態がどのように変わっていくかを長期間観察する全国調査が行なわれ、その結果について大いに関心が持たれました。

しかし、いくつかの重要な所見は得られたものの、胃癌の予防効果の有無の部分については、参加症例数などの関係で明確な決着がつけられない見通しとなっています。特に、この研究のように「治療をしない対象群」を設定しようとすると、参加者の同意を得るのが難しいという問題もあって苦労するものです。今回は除菌治療群三四二例、経過観察群三四〇例が比較対象となりましたが、それほど高頻度には見られない癌の発生率の比較に際しては、さらに多数の参加がないと統計学的に意味のある結果は得られないのです。

一方、ピロリ菌感染で胃癌を発症させる動物実験において、除菌することで癌発症が減るかどうかを調べた研究があります。それによると、除菌治療群において癌発生の有意な低下が認められています。つまり動物実験においては、除菌治療の癌予防効果を示唆する結果が出ているのです。また、この研究によると、早い時期に除菌するほうが癌発症を抑制することも示されています。

これをヒトに当てはめて考えると、高齢になって萎縮が進む前の若いうちに除菌するほうが有効であることが推測できます。ただし、どの時期までに行なうと有効なのかについては、ヒトでは確認された試験がありません。それゆえ、ピロリ菌感染者についてはも除菌治療に遅すぎることはない」という意見と、「高齢者では除菌によるメリットが不明確なので、有効性がより明らかになるまで待つべきだ」という意見があり、まだ最終的な決着はついていません。

胃癌を減少させるためのピロリ菌除菌の提言

社会全体の感染率が低下すれば、ピロリ菌に関連した疾患が大きく減少することは間違いないでしょう。特に、死亡につながる胃癌の発症を抑制するために、その重要な因子であるピロリ菌感染を治療することで胃癌の予防効果を期待できるのではないか、という意見があります。ピロリ菌感染者の多くが発癌するわけではなく、ピロリ菌感染は胃癌危険因子の一つにすぎないのかもしれませんが、日本のような胃癌多発国でのピロリ菌除菌には一定のメリットが期待されています。

グラハムという学者が、二〇〇五年に「ガット」という雑誌において、「胃癌を根絶するのは今だ」という興味深い論文を書いています。その主旨は、「胃癌罹患率の高い日本のよ

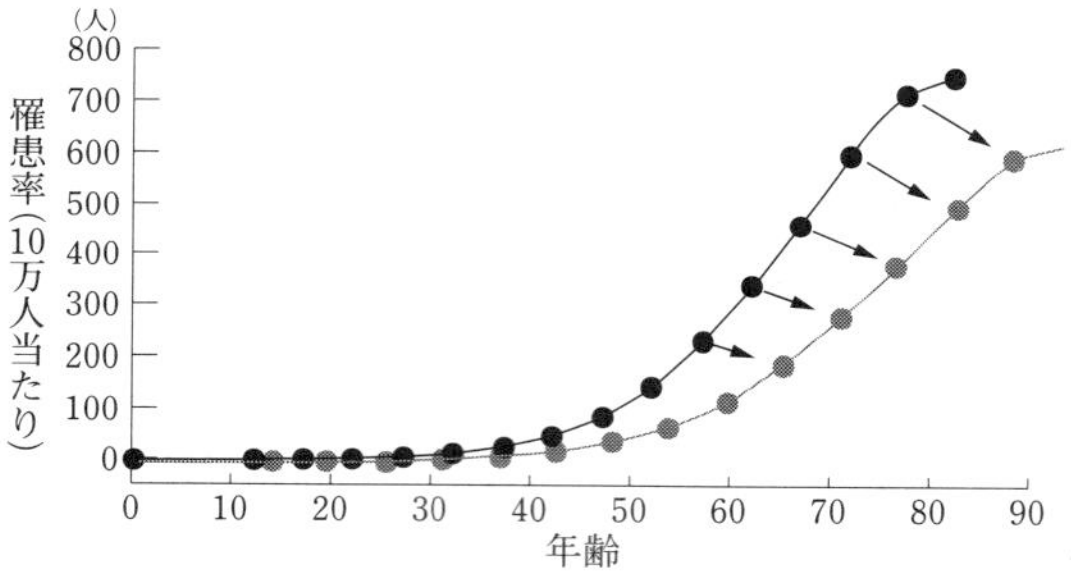

図2・6　除菌プログラム実施から10年後の胃癌罹患率の減少効果の予測

出典：D.Y.Graham and A. Shiotani, Gut, 54：734-73, 2005

うな国では、胃癌のリスクが高いと思われる胃粘膜萎縮のある国民に対して大規模に除菌治療を行なうことで罹患率自体を大幅に引き下げる可能性があるので、実行してみてはどうか」というものです。そして、このような除菌のプログラムを実施することによって、胃癌罹患率の減少が図2・6のように低下するだろうと予測しています。

たとえば、このまま四〇年経過すれば日本ではピロリ菌感染者が大幅に減ると予想され、「自然経過」でも胃癌自体が稀な疾患になっていく可能性がありますが、現在多数発症している胃癌を減らすという意味では、グラハムの提言は傾聴に値するでしょう。

胃癌だけが病気のすべてではないものの、毎年五万人もが胃癌で死亡されている現実の重さを考えると、発症してくる胃癌について検査を受けて診断・治療を受けるだけでなく、予防につながる有効な方策をとりたいものです。ピロリ菌感染者の減少がほぼ間違いなく胃癌の罹患率・死亡率の減少につながっていることが判明しています。本来はもう少し除菌治療の対象を絞り込めるとよいのですが、「疑わしきを罰する」という考えに立って、ピロリ菌の除菌治療を拡大していくことを考えてよいものと思われます。

また、ご両親やご兄弟が胃癌だったという家族歴を持っている方は、ピロリ菌感染の有無やペプシノーゲンなどの検査を利用して、ご自身の胃癌のリスク評価をする意義をお考えになってはいかがでしょう。

少なくとも現状で推奨されている胃癌検診を受けていただき、「放置しない」ことが望まれます。胃癌は、リスクのあるどなたにでも起こりうる病気ですが、早期に診断を受けることで、十分に治癒《ちゆ》が期待できる病気なのですから。

第3章　ピロリ菌が関連する疾患

1 胃潰瘍・十二指腸潰瘍

胃の構造と胃潰瘍

胃は、「胃袋」という言葉があるように袋状の消化のための臓器です。その部位は、みぞおちのあたりの上腹部にあります。この袋は伸び縮みするので、内容量は、何も入っていない小さいときには一〇〇〇mℓ以下、食べ物などが入って大きくなると二〇〇〇mℓ以上に変化します。上側にある入口は「噴門」といって食道から続いており、右横にある出口は「幽門《ゆう もん》」といい、十二指腸に続いています（図3・1参照）。この入口と出口は固定されていますが、胃自身は腹部に固定されていません。

胃の壁の構造を詳しく見ると、図3・1のように、内側から粘膜層、粘膜下層、筋層《きんそう》、漿膜《しょうまく》下層、漿膜となっています。消化管の中で胃の筋層は、最も発達しています。胃粘膜の細胞には、「胃酸」を分泌する細胞、分泌されてからペプシンという消化酵素になる「ペプシノーゲン」を分泌する細胞、「粘液」を分泌する細胞、胃酸の分泌を調節するホルモンである「ガストリン」を分泌する細胞などがあります。

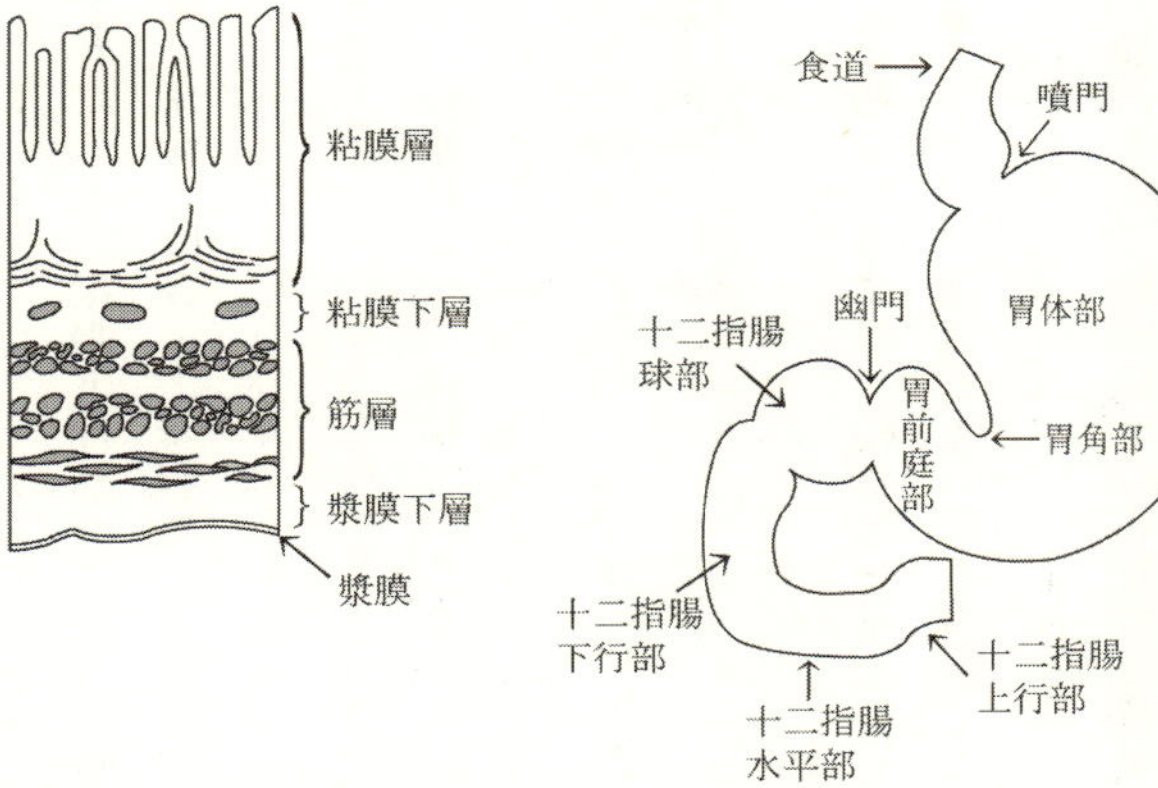

図３・１　胃壁の構造（左）と胃・十二指腸の部位

胃の中のピロリ菌は、粘膜層の表層や粘液の中で活動しています。特に胃の細胞に接着したピロリ菌は、直接的・間接的に細胞を傷害するとされています。そして、胃粘膜を保護しているバリアが壊れて粘膜層の細胞が破壊された状態を「びらん」といいます。

びらんがさらに深くなって、粘膜下層や筋層が破壊されてえぐられた状態を「潰瘍」といいます。胃酸やピロリ菌などの攻撃する力が、粘膜防御や傷を治そうとする力よりも勝っていると潰瘍は深くなっていきます。

十二指腸の構造と十二指腸潰瘍

十二指腸は小腸の始まりで、その名の通り指を横に十二本ほど並べた長さ（約二〇〜三〇

cm）の消化管です。胃の出口である「幽門」につながる部分を「十二指腸球部《きゅうぶ》」といい、これに「十二指腸下行部」「十二指腸水平部」「十二指腸上行部」が続き、空腸《くうちょう》につながっています（図3・1参照）。十二指腸は胃と違って後腹膜《こうふくまく》に固定されており、膵臓《すいぞう》の一部である膵頭部《すいとうぶ》を取り巻くように続いています。十二指腸下行部には、膵管《すいかん》の出口と胆管《たんかん》の出口が合わさった「主乳頭《しゅにゅうとう》」があります。主乳頭から出てくる膵液と胆汁はここで食物と混じり、酵素によって食物の消化を行なっています。膵液には重炭酸が含まれているのでアルカリ性であるために、胃酸は腸では中和されます。

十二指腸は小腸の一部ですが、その構造は胃と同様に内側から、粘膜層、粘膜下層、筋層、漿膜下層、漿膜となっています。しかし筋層が薄いので、壁は胃に比べるときわめて薄くなっています。その一方で、消化されたものを吸収する部分である粘膜が発達しています。十二指腸の粘膜には、輪状のヒダがあるうえに表面に絨毛《じゅうもう》という無数の突起があり、さらには一つ一つの細胞の表面にも微絨毛という入り組んだ構造があるので、凹凸のない状態に比べると表面積はほぼ六〇〇倍にもなり、消化されたものを効率よく吸収しています。

通常、十二指腸以下の腸管では重炭酸によって胃酸を中和していますが、酸が過剰なときには十二指腸の入り口である球部で傷害を受けやすくなります。特に、ピロリ菌に感染して胃前庭部で炎症が起きると、ガストリンという胃酸分泌を刺激するホルモンが出て過酸となります。

ところで、本来の十二指腸の粘膜にはピロリ菌は棲めませんが、ピロリ菌に感染している人の十二指腸球部は胃上皮化生を起こして、その部分にはピロリ菌が認められます。その胃上皮化生を起こしている部分で十二指腸潰瘍ができることが知られています。

非ステロイド系消炎鎮痛剤が潰瘍を引き起こす

胃潰瘍は四〇代から五〇代に多く、十二指腸潰瘍は三〇代から四〇代に多く見られ、どちらも男性のほうがも女性よりも多くなっています。ともにピロリ菌感染者が全体の九〇％以上を占めており、除菌をしないと再発を繰り返しやすい病気です。

通常、十二指腸潰瘍ではあまり胃粘膜萎縮が見られず、胃液は過酸の傾向があります。一方、胃潰瘍は胃粘膜萎縮を伴っていることが多く、潰瘍部位が胃の入口側にあるほど萎縮が高度であるとされています。萎縮が高度であるほど、胃酸分泌は低下します。高齢で萎縮の強い人の胃潰瘍では、無酸に近いこともあります。

ピロリ菌以外の潰瘍の因子として最も代表的なのが「消炎鎮痛剤」です。解熱剤や痛み止めとして広く用いられている「非ステロイド系消炎鎮痛剤」は、これだけで胃炎、胃潰瘍、十二指腸潰瘍などの胃腸障害を起こしやすくします。また、最近は脳血管傷害や心臓病でもよく用いられる「アスピリン」も同様です。これらの薬は、主に粘膜の防御機構を傷害することによって潰瘍を起こしやすくするのです。

消炎鎮痛剤を長期間服用している関節リウマチの患者さんでは、一五〜二九％に胃潰瘍が認められるという調査結果もあるので、長期に用いる場合は特に注意が必要です。血管障害を防ぐために少量のアスピリンを服用している場合には、血が固まりにくくなっているために潰瘍からの出血を助長します。これらの薬を常用している場合には、ときどきレントゲンや内視鏡で胃の検査を受けることをお勧めします。

なお、胃酸分泌を刺激するホルモンが過剰となる「ゾリンジャー・エリソン症候群」という特殊な病気の場合には、十二指腸潰瘍を生じやすいことが知られています。

従来、潰瘍の因子とされていたストレスや食事、喫煙なども多少は影響しているかもしれませんが、現在では、それだけで潰瘍を生じることは少ないと考えられるようになっています。つまり、ピロリ菌に感染しておらず、消炎鎮痛剤なども服用していない場合には、「潰瘍」にはなりにくいのです。

◇胃壁が胃酸で溶けない理由◇

胃酸の酸性の度合いは、肉や骨が溶けるほど大変強いものです。しかし、胃壁が自己消化されないのは、胃粘膜側に防御機構が備わっているためです。

粘膜防御にはいくつかの要素が考えられていますが、最も重要なのは胃粘膜細胞の表面の粘液でしょう。粘液は細胞から分泌される高分子の糖タンパクであり、厚さ 0.5 ㎜程度の層状となって常に細胞表面を覆っています。

また、細胞から分泌される重炭酸は、細胞表面や粘液層内で酸を中和する働きをしています。このため、胃の内腔では酸性度の強い胃酸も、胃粘膜の表面ではその 100 分の１以下に薄まっているものと考えられています。

さらには、胃粘膜の上皮細胞が相互に緊密に結合しているために、胃酸が浸入しにくくなっています。

その他、粘膜の血流がよいこと、細胞増殖が持続的に行なわれて細胞が入れ替わっていること、プロスタグランジンという物質などが、胃粘膜を保護する有用な因子と考えられています。

しかし、このようなバランスが崩れ、たとえば、胃酸が特に強く分泌されたり、粘液や重炭酸が低下したり、血流が悪化したり、ピロリ菌などによって細胞の傷害が高度になると、胃粘膜細胞は破綻をきたします。つまり、びらんや潰瘍といった胃壁が破壊される病気を発症することになるのです。

胃潰瘍・十二指腸潰瘍の症状

よくある潰瘍の症状は、空腹時に悪化する上腹部の痛みです。シクシクとした感じ、重い感じなどと表現されることもあります。この痛みは、秒単位の瞬間的なものではなく、通常は時間単位で長く続きます。この症状が胃酸過剰によって生じている場合は、何かを飲んだり食べたりすることで少し軽減されます。胃の中に胃液しかなくて酸性度が高くなっているところに食べ物が入ることで酸性度が緩和されるからです。「空腹時痛」は、特に十二指腸潰瘍の特徴的な症状です。

その他、潰瘍に特徴的とは言いにくい症状ですが、吐き気、上腹部不快感、重い感じ、もたれ、膨満感など、さまざま腹部症状があります。「通常は感じない胃の存在感」と表現する人もいます。

皮膚などとは異なり、胃や腸の粘膜の知覚はもともと鈍いものです。臓器の外側の漿膜には知覚がありますが、内側の粘膜側は鈍く、病理検査のために胃の組織を二〜三㎜削り取っても感じないほどです。このような内臓由来の痛みは、その部位にぼんやり感じるだけで、胃や十二指腸に病気がある場合には、通常は上腹部の中央付近で症状を感じるものです。

また、はっきりした潰瘍があっても、検査をしてはじめて潰瘍であることを指摘されるような無症状のケースもあります。特に高齢者や糖尿病性の神経障害のある人では、痛みなどの症状が軽いことが多いようです。潰瘍が血管を破綻させると出血を起こし、吐血・下血を生じます。血液は胃酸で酸化されると赤色から黒色に変わるので、出血があるときの嘔吐物や便の色は「黒色調」です。嘔吐物については、よく「コーヒー残渣様《ざんさよう》」と表現されることがあります。便についてはコールタールのように黒い状態を「タール便」といいます。

出血がある場合には貧血になるので、ふらつき、立ちくらみ、めまいなどを起こし、血圧が低下し、脈が速くなります。潰瘍が深くなって穿孔《せんこう》した場合では、痛みが強くて立っていられないほどで、ショックを呈するようになります。

胃潰瘍・十二指腸潰瘍の診断

まず、問診と診察の段階で、潰瘍が疑わしいのか、重症度はどの程度かを予想します。同時に必要に応じた血液検査を行ない、貧血の有無や全身状態のチェックをします。潰瘍が疑われる場合には、早い時期に内視鏡検査または胃レントゲン検査を行ないます。

従来の消化器病の診断では、まずバリウムを用いたレントゲン検査を行ない、その後内視鏡で確認することが多かったのですが、最近では初めから内視鏡検査をすることがあります。

これは、内視鏡検査の苦痛の軽減について配慮されるようになって広く普及してきていることや、一度の検査で正確な診断が可能であるなどの利点が多いからです。レントゲン検査と内視鏡検査の両方を行なっていた施設では、どこでもレントゲン検査の件数は減少し、内視鏡検査が増加しています。

なお、十二指腸潰瘍の場合、悪性であることはきわめて稀なので、ほとんど生検の必要はありません。しかし、胃潰瘍では癌と区別するために、よく生検が行なわれます。また、潰瘍と診断された段階で、ピロリ菌の有無についても調べて除菌治療を考慮します。さらに穿孔が疑われる場合には、CTやレントゲンによって消化管以外の場所に漏れ出た空気がないかを検査することがあります。

胃潰瘍・十二指腸潰瘍の治療

潰瘍が疑われる場合、通常は胃酸を抑える薬が処方されます。これは潰瘍治療の中心となる薬で、プロトンポンプ阻害剤かH2ブロッカーのどちらかです。このほか、粘膜保護剤を用いることがありますが、必須ではないという意見もあります。

ピロリ菌陽性の胃・十二指腸潰瘍という診断が確定したら、積極的にピロリ菌の除菌治療

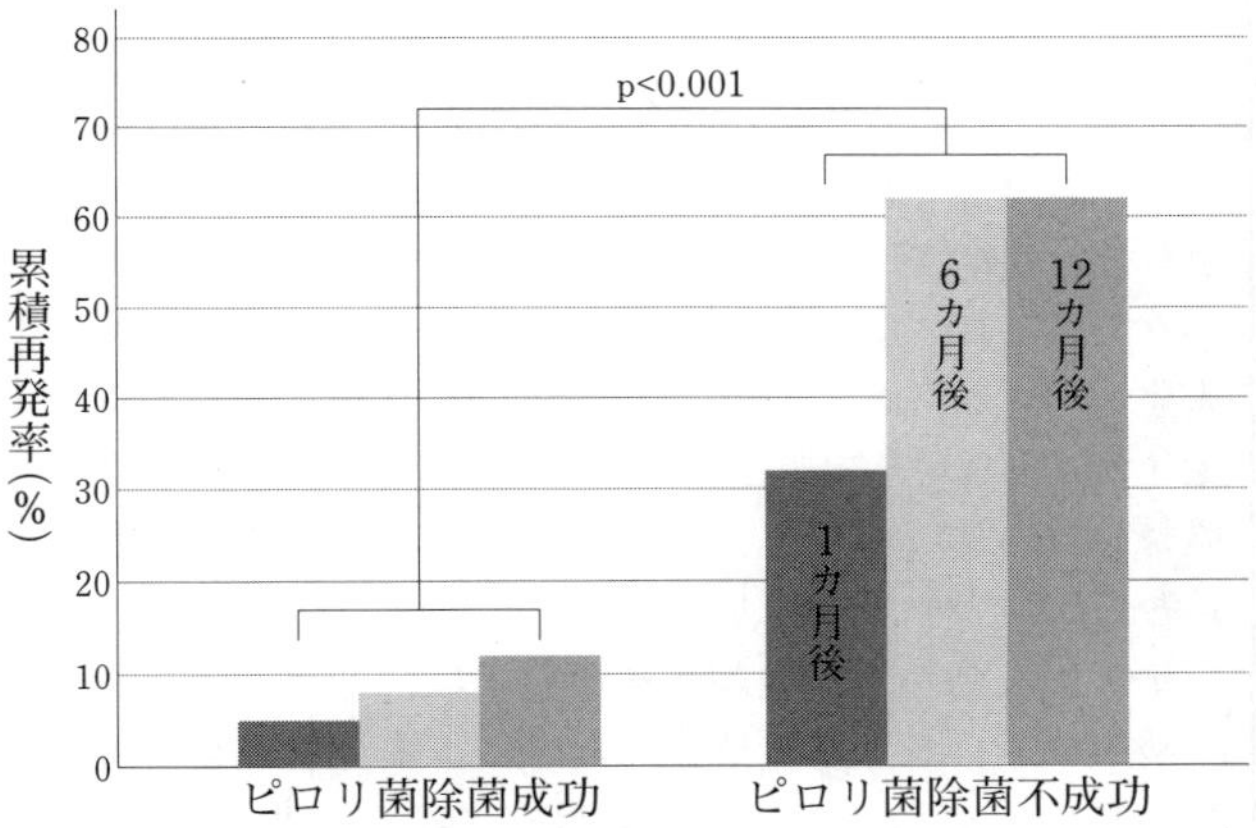

図3・2　除菌治療による胃潰瘍の累積再発率の低下
出典：Asaka *et al.,* J. Gastroenterol, 38：339, 2003

を行なうのが望ましいのです。図3・2のように、除菌によって再発率を著しく低下させることができるからです。なお、除菌治療の時期は潰瘍が治癒した頃でもよいのですが、治療の早い時期に行なうことも可能です。

しかし現実の医療現場では、胃・十二指腸潰瘍の診断が確実でないとか、ピロリ菌の診断が曖昧なケースもあります。除菌治療に積極的でなく、漫然と抗潰瘍剤を投与し続けるような治療もときに見かけます。それぞれに事情があるのかもしれませんし、除菌治療は万能ではありませんが、もし医師の説明が不十分だと感じたら、遠慮せずに説明を求めましょう。

◇プロトンポンプ阻害剤（PPI）◇

胃からは盛んに酸が分泌されています。「プロトンポンプ」は、胃粘膜にある壁細胞の分泌細管に存在する膜タンパクで、これによって胃内腔に水素イオンが分泌されています。プロトンポンプは、細胞内のプロトン、すなわち水素イオン（H^+）を細胞外（胃内腔）へ送り出し、逆に細胞外（胃内腔）のカリウムイオン（K^+）を細胞内に取り込むポンプです。

ポンプを動かすエネルギーとしては、アデノシン3リン酸（ATP）を加水分解するときのエネルギーを利用しています。それゆえプロトンポンプは、H^+K^+ATPaseとも呼ばれています。

胃酸分泌は、壁細胞にある受容体（ヒスタミンH２受容体、ムスカリン受容体、ガストリン受容体）を刺激する作動物質が結合することで始まり、その後プロトンポンプが活性化して酸が分泌される仕組みになっています。

このポンプの働きを阻害する薬剤が、プロトンポンプ阻害剤（proton pump inhibitor：PPI）です。通常、PPIは、吸収されて活性型となったものが胃の壁細胞の膜タンパクであるプロトンポンプに結合してH^+K^+ATPaseを阻害します。この結合は非可逆的なので、新たにH^+K^+ATPaseが合成されるまで酸の分泌は抑制され、強力な酸分泌抑制が達成されます。現在、日本では、オメプラゾール、ランソプラゾール、ラベプラゾールの３種類のPPIが用いられています。

◇H2 ブロッカー◇

胃粘膜の壁細胞でプロトンポンプに刺激を伝える受容体の１つに、ヒスタミン H2 受容体があります。胃の内分泌細胞であるＥＣＬ細胞から分泌されたヒスタミンが、ヒスタミン H2 受容体を刺激し、プロトンポンプを活性化させるというのが、胃酸分泌の機序の１つです。この経路は、特に夜間における胃酸分泌の中心をなしていると考えられています。

H2 ブロッカーは、H2 受容体がヒスタミンと結合するのを妨げる物質であり、H2 受容体を介した胃酸分泌が抑制されます。現在、日本ではシメチジン、ラニチジン、ファモチジン、ロキサチジン、ニザチジン、ラフチジンの６種類の H2 ブロッカーが処方されており、胃潰瘍、十二指腸潰瘍、胃食道逆流症（逆流性食道炎）、胃炎などに用いられています。

なお、一部の薬剤は医師の処方箋なしに薬局で購入可能な OTC（over-the-counter）薬として市販されています。

また、気管支や皮膚などには H2 受容体とは異なるヒスタミン H1 受容体があります。この H1 受容体がヒスタミンによって刺激されると、クシャミ、鼻汁、痒《かゆ》みなどのアレルギー症状が現われるのです。

これに対するヒスタミン H1 受容体ブロッカーが、いわゆる抗ヒスタミン薬であり、抗アレルギー薬として用いられています。

胃潰瘍の経過

典型的な胃潰瘍の内視鏡写真を図3・3で提示します。胃潰瘍からの出血で貧血を呈して入院された患者さんの入院時の内視鏡像（図3・3上）では、潰瘍面に血管の断端が認められます。その一〇日後の写真（図3・3中）では、潰瘍面がやや縮小し、血管断端は消失しています。潰瘍が治るまでにはさらに一カ月以上かかりますが、出血の危険は少ないと判断し、外来での内服治療を継続していただきました。この程度の潰瘍では、潰瘍が治癒するまでに平均二カ月程度かかるとされています。

この患者さんではピロリ菌の感染が確認されたので、除菌治療も行ないました。図3・3下の写真は発症六カ月後のもので、潰瘍が完全治癒して瘢痕《はんこん》となっているときのものです。

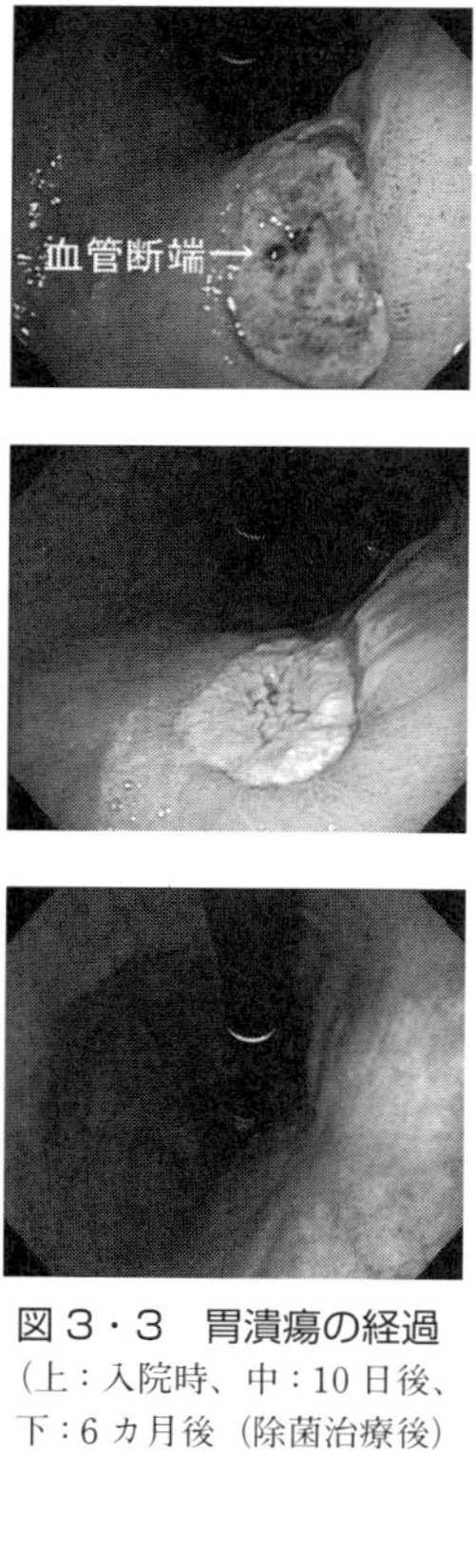

図3・3　胃潰瘍の経過
（上：入院時、中：10日後、下：6カ月後（除菌治療後））

第3章 ピロリ菌が関連する疾患

＜例1：潰瘍の治療後に除菌治療を行なう場合＞
除菌の確認までに3〜4カ月を要し、通院は4〜5回

```
0               9          13(週)
   PPI*投与
         除菌治療
              H2ブロッカー**
```

内 視 鏡 Ⓐ 潰瘍の診断   Ⓑ 治癒の確認
ピロリ菌 Ⓒ 感染の診断   Ⓓ 除菌の確認

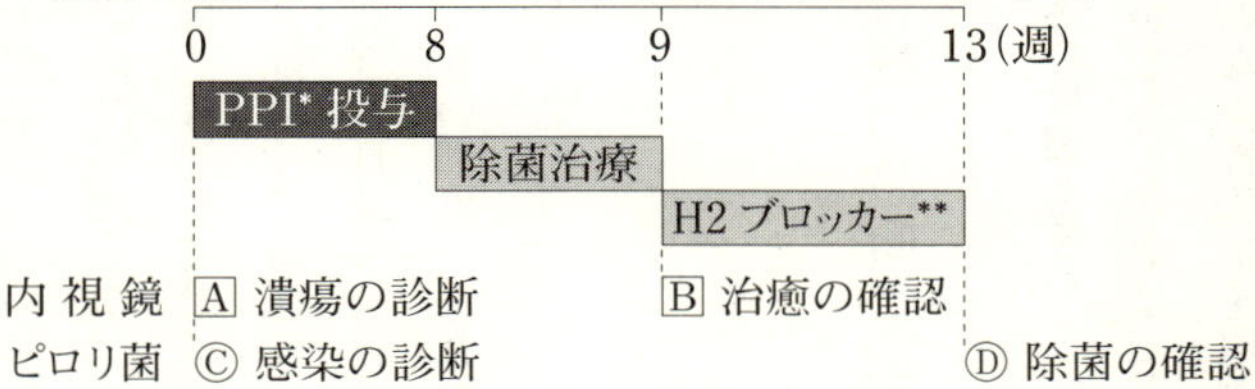

*PPIは「プロトンポンプ阻害剤」の略。
**必須ではないが、除菌の確認ができるまで半分量程度を服用することが多い。

＜例2：初めに除菌療法を行なう場合＞
除菌の確認までが2カ月で、通院は3回程度

```
0  1      4       8(週)
    除菌治療
    PPI投与***
           H2ブロッカー (通常の半分量)
```

内 視 鏡 Ⓐ 潰瘍の診断   Ⓑ 治癒の確認
ピロリ菌 Ⓒ 感染の診断   Ⓓ 除菌の確認

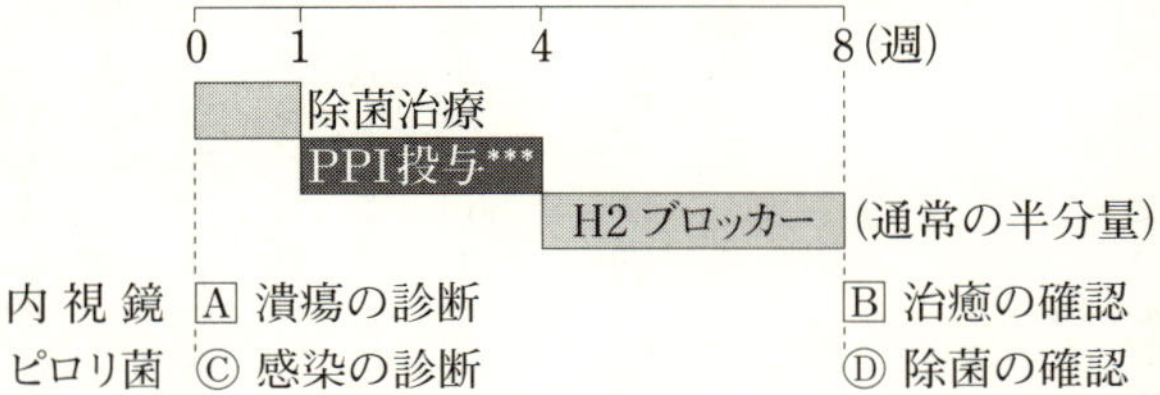

***潰瘍が大きいときや治りにくいときにはプロトンポンプ阻害剤の投与期間を延ばすことがある。その際はⒹの時期をプロトンポンプ阻害剤の服用を終了してから4週経過後とする。

Ⓐ：レントゲン診断でもよいが、内視鏡での検査が一般的になっている。必要に応じ生検を行ない、癌でないかどうかを確かめる。
Ⓑ：検査の時期は、特に定められていないが、8週以降であれば90％以上で潰瘍が治っている。
Ⓒ：診断方法は、抗体（血液または尿）、尿素呼気試験、内視鏡による迅速ウレアーゼ試験などがよく用いられている。
Ⓓ：診断方法は、尿素呼気試験が勧められている。

図3・4 胃潰瘍の治療経過の例

周囲の胃粘膜に萎縮はあるものの、赤みやびらんは消退しています。その後は無投薬で経過観察されていますが、再発の徴候はありません。

具体的な治療では、図3・4の例1のような方法をよく見かけます。潰瘍の治癒を確認してから除菌する方法です。一方、治療期間や治療費用の合計を考慮すると、早い段階で除菌を行なうと日数も短縮され、通院回数が減るうえに、診察費や薬剤費の面でも有利です。合併症のない潰瘍であれば、例2のような治療も可能と思われます。除菌の確認までの期間もより短くなります。

ただし、一口に潰瘍といっても個々の症例で個別に配慮すべき背景や合併する疾患がありますｰ。結局、ガイドラインはあっても治療は画一的にはできにくいものなのです。

2 胃癌の診断と治療

胃癌の原因と症状

癌ができる理由は、十分に解明されているとはいえません。しかし、ピロリ菌感染による持続的な慢性胃炎を原因とする胃粘膜傷害が何十年にもわたって続いていることが、癌の発症に関与していると考えられています。ピロリ菌感染に伴って生じるニトロソアミンのような発癌物質や、特にcagA陽性のピロリ菌でみられるような細胞の分化や増殖への影響が問題視されているわけです。

早期の胃癌の大部分には「自覚症状」がありません。ただし例外的に、痛みや出血を生じるケースはあります。食欲不振や体重減少、貧血などは、通常は進行した胃癌で認められることの多い症状です。転移が起きてリンパ節の腫大や肝臓の腫大、腹水で気づくこともあります。したがって、治癒が可能な段階で診断するには、症状のほとんどない早期のうちに発見することが極めて重要です。このため、胃癌についてのご自分のリスク状態を知っておくことや、積極的に検診を受けることが勧められます。

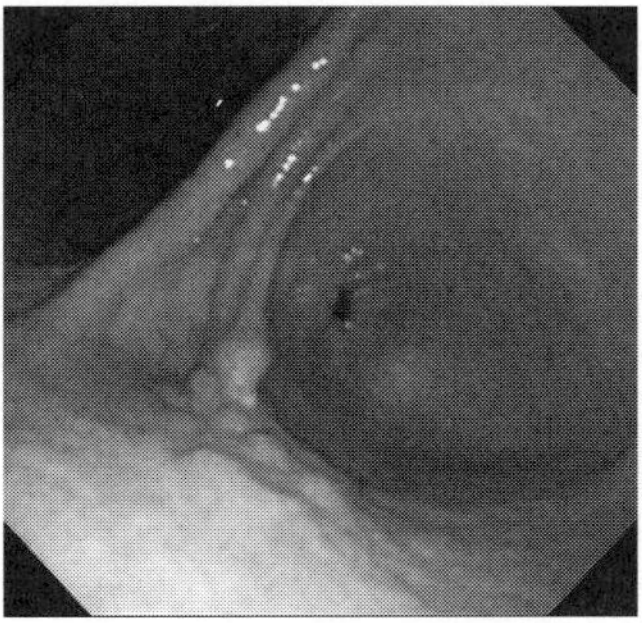

図3・5　早期胃癌の内視鏡写真

胃癌の診断

問診で早期の胃癌を予測することはほとんど不可能です。ただし、家族に胃癌になった人がいる場合や、ピロリ菌の感染が疑われる慢性胃炎や潰瘍の既往があって除菌治療を受けていない場合には、リスクが高いことが予想されます。上腹部の症状や倦怠感、食欲不振、貧血などの症状が続いて悪化しているときは、悪性疾患について注意します。

血液検査からは、貧血の有無、栄養状態、肝機能異常の有無、腫瘍マーカーなどを調べて全身状態を評価します。偶然行なった肝機能検査で転移に伴う肝機能異常が見つかることもあります。CEA、CA19－9などの腫瘍マーカーは胃癌によって異常を呈しやすいのですが、早期発見にはあまり役立たないと考えられています。検診のときに行なわれることもあるペプシノーゲン検査は胃粘膜の萎縮の程度を反映する検査なので、胃癌リスクが高いかどうかのふるい分けをする際には有用です。

結局、胃癌の診断には胃を直接調べる必要があり、通常は胃レントゲンか内視鏡検査を行ないます。健康診断ではまだレントゲン検査を受けることが多いようですが、病院で受診して胃癌の検査を行なうときには内視鏡検査を勧められることが多いと思います。癌の確定診は内視鏡で採取した癌組織の病理診断で行ないます。胃癌の広がりや深さ、リンパ節転移について調べるには、内視鏡の先端に超音波装置の付いた超音波内視鏡が威力を発揮します。

このほか、転移の有無を調べる際には、超音波やCTで肝臓などの上腹部の臓器を検査します。腹水の有無もきわめて重要な所見となります。

胃癌の進行度による分類

胃癌の治療の際にまず知っておく必要があるのは、進行の度合いです。胃癌の進行度は「胃癌取り扱い規約」によって定められています（表3・1参照）。つまり、主に癌の大きさ（胃の壁のどこまで広がっているか）とリンパ節転移の程度によって、ステージIAからステージⅣまでの計六段階に分類されているわけです。なお、T1の場合は、リンパ節転移の有無にかかわらず「早期胃癌」と呼ばれます。遠隔転移、腹膜播種《はしゅ》その他がある場合は、それだけでステージⅣとなります。

このように病期を分けるのは、それぞれの生存率が異なるためです。国立がんセンターの成績では、五年生存率が、IAで九二%、IBで九〇%、Ⅱで七六%、ⅢAで五九%、ⅢBで三七%、Ⅳで八%となっています。この病期分類の段階によって、生存率が大きく左右されていることがわかります。

胃癌の治療法と最新のガイドライン

胃癌の治療については、その進行度に応じた標準化が図られており、二〇〇四年に改訂された日本胃癌学会の治療ガイドラインは、表3・2のようになっています。つまり、病期分

表３・１　胃癌取り扱い規約による病期分類

	N0	N1	N2	N3
T1	ⅠA	ⅠB	Ⅱ	Ⅳ
T2	ⅠB	Ⅱ	ⅢA	Ⅳ
T3	Ⅱ	ⅢA	ⅢB	Ⅳ
T4	ⅢA	ⅢB	Ⅳ	Ⅳ
H1,M1,P1,CY1	Ⅳ	Ⅳ	Ⅳ	Ⅳ

T因子：胃癌の大きさを表わし、T1～T4の４段階に分けられる
T1：癌の進展が粘膜または粘膜下層までにとどまっているもの
T2：癌が固有筋層、漿膜下層までにとどまっているもの
T3：癌が胃の壁の外に露出しているもの
T4：癌が周囲の臓器組織（結腸、膵臓、肝臓、胆嚢その他）にまで直接及んでいるもの

N因子：所属リンパ節への転移状況により N0～N3 の４段階に分けられる。所属リンパ節は１群から３群に分けられる。なお、３群のリンパ節を超えたリンパ節転移は遠隔転移（M1）と考えられている。
N0：リンパ節に転移を認めない
N1：１群のリンパ節に転移を認める
N2：２群までのリンパ節に転移を認める
N3：３群までのリンパ節に転移を認める

その他の因子（以下の因子が陽性の場合は、それだけでステージⅣと判断される）
M1：他の臓器などに遠隔転移がある
H1：肝転移
P1：腹膜への播種性転移
CY1：洗浄細胞診陽性（腹水にがん細胞が浮いている状態）

表3・2　胃癌の治療ガイドライン

ステージⅠAで粘膜に限局した癌の場合：
　癌が分化型で大きさが2cm以下なら内視鏡的粘膜切除術、
　それ以外では縮小手術A
ステージⅠAで粘膜下層に浸潤した癌の場合：
　癌が分化型で大きさが1.5cm以下のときは縮小手術A
　それ以外では縮小手術B
ステージⅠBでT1N1の場合：
　大きさ2cm以下であれば縮小手術B
　大きさ2.1cm以上であれば定型手術
ステージⅠBでT2N0の場合：定型手術
ステージⅡの場合：定型手術
ステージⅢAでT2N2の場合：定型手術
ステージⅢAでT3N1の場合：定型手術
ステージⅢAでT4N0の場合：拡大手術
ステージⅣの場合：拡大手術または放射線治療または緩和ケア。
　ただし、出血や狭窄《きょうさく》などの緊急の症状があるときは姑息《こそく》手術

縮小手術 A：胃の切除範囲が 2/3 未満であり、リンパ節廓清《かくせい》は No7（部位により 8a も）
縮小手術 B：胃の切除範囲が 2/3 未満であり、リンパ節廓清は No7、8a、9 まで行う
定型手術：胃の 2/3 以上の切除と、2 群までのリンパ節廓清
拡大手術：定型手術＋他臓器合併切除

類をさらに細分化し、それぞれに応じた標準的治療が示されているわけです。

内視鏡による粘膜切除がよい適応とされるのは、大きさ二cmまでの粘膜癌ですが、最近はそれより大きなものについても特に無理がなければ、患者と医師の間で相談のうえ、内視鏡で切除することがあります。一方、外科的な処置は段階的に、縮小手術A、縮小手術B、定型手術、拡大手術に分けられます。さらに最近では、腹腔鏡《ふくくうきょう》補助下《ほじょか》でこれらの手術の一部が可能となってきています。

根治的な切除が難しい場合には、通常は化学療法などを行なうことになります。抗癌剤も進歩しており、副作用については一定の注意が必要ですが、治療効果が期待できる場合もあります。しかし、胃癌で放射線治療が効果を示すのは限られた状況の場合だけのようです。

胃癌の内視鏡による治療

内視鏡で治療できる癌は、小さく浅い病変です。従来は大きさが二cm程度までの、粘膜に限局している分化型癌に安定した治療実績があり、現在のガイドラインではそうなっています。なお、潰瘍があるときや病理組織の種類によっては、内視鏡的治療の対象外となる場合があります。

一方で、内視鏡や処置具、機器の進歩によって治療技術が前進し、やや難易度の高い技術ですが、粘膜下層を剥離《はくり》する方法が開発されました。これにより、大きさの限界が打破され、浅い病変であれば大きく切除することが可能となっています。また、内視鏡で困難な場合には、腹腔鏡を補助的に利用した侵襲《しんしゅう》の少ない胃内手術という手術方法も工夫されています。

3 胃ＭＡＬＴリンパ腫

胃ＭＡＬＴリンパ腫とは

ＭＡＬＴとは、粘膜関連リンパ組織（mucosa-associated lymphoid tissue）のことで、唾《だ》液腺《えきせん》、消化管、気管支などの粘膜に存在するリンパ組織のことです。このＭＡＬＴを母地に発生する低悪性度のリンパ腫を「ＭＡＬＴリンパ腫」と呼びます。

ＭＡＬＴリンパ腫は、慢性に持続する炎症を背景に発症することの多い病気です。病変部が比較的限定されているケースが多く、悪性度は低いとされています。これに対して悪性度の高いリンパ腫を「悪性リンパ腫」といい、病理組織で区別されます。そして、胃のＭＡＬＴリンパ腫は、多くの場合その背景にピロリ菌感染による慢性胃炎が認められます。

胃MALTリンパ腫に対する除菌治療の効果

一九九三年、ウォザースプーン（Wotherspoon）は、除菌治療によって胃MALTリンパ腫が退縮することを医学雑誌の「ランセット」で報告しました。その後、多くの研究者がこれを確認し、六〇～八〇％の胃MALTリンパ腫は除菌治療で改善され、治ってしまう場合があることが明らかになりました。現在では、胃MALTリンパ腫については、まず除菌治療が勧められています。しかし、少数ながらピロリ菌感染のない胃MALTリンパ腫もあり、除菌治療に反応しない例もあります。

その後一九九九年には、日本の赤木らが胃MALTリンパ腫の一部でAPI2‐MALT1という遺伝子異常があることを解明しました。これは染色体間での「転座」という現象で起こる遺伝子異常で、この遺伝子異常がある場合には除菌治療が奏功しないことが判明したのです。一方、遺伝子異常がなくてピロリ菌感染がある例では、除菌が有効なケースが多いということがわかってきました。

今後、胃MALTリンパ腫の病態がさらに解明されれば、ピロリ菌の関与や除菌治療の適応の判断が、より確実にできるようになるでしょう。現状では、胃MALTリンパ腫は、胃潰瘍・十二指腸潰瘍と並んで、除菌治療が勧められる疾患となっています。特に、ピロリ菌が陽性で、病変が粘膜下層までにとどまり、遺伝子異常がない例では、除菌で治る可能性が高いと考えられます。健康保険はまだ適応となっていませんが、医学的なデータが集積しているので将来的には保険で治療できるようになることが期待されます。

4　除菌治療が望ましいその他の病気

胃潰瘍、十二指腸潰瘍のほかに、除菌によって改善が期待される病気がいくつかあります。具体的には、胃の病気としては、内視鏡的治療を行った早期胃癌の術後、萎縮性胃炎、胃のポリープ（過形成性《かけいせいせい》ポリープないし炎症性ポリープ）について有効との報告があり、二〇〇三年改訂のピロリ菌感染の診断と治療のガイドライン（第4章参照）では除菌治療が望ましい疾患と位置づけられています。

早期胃癌の内視鏡治療後の「二次癌」発症の抑制効果

早期胃癌の内視鏡的治療を受けた人では、治療した部位から離れたところに第二、第三の病変が生じやすいことが知られています。この癌は、二次癌あるいは異時性多発癌と呼ばれ

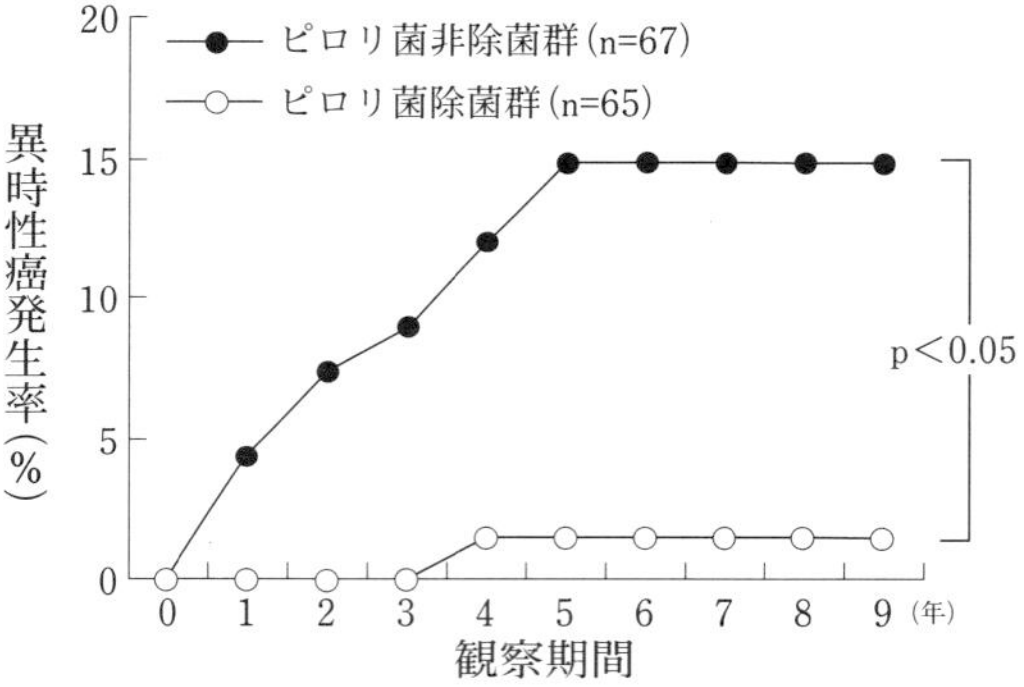

図３・６　内視鏡的治療後の残存胃粘膜における異時性癌発生率
出典：Uemura *et al.,* Cancer Epidemiol. Biomakers Prev. 6：639-642, 1997

ることがあります。もとの癌の遺残再発でないことは、部位が明らかに異なることで区別できます。

ところが実際には、初めから多発病変だった例と区別するのは難しいことがあります。潜在的に生じていた癌が、時間の経過で顕在化した可能性もあるからです。しかし、十分に注意を払って診断したのであれば、「見逃し」ではなく、二次癌として扱うのが一般的です。実際に二次癌は、一〇㎜前後のかろうじて発見される程度の小さな病変であるケースがほとんどです。

胃癌が再びできやすい理由は、一度癌の発生した胃粘膜が発癌リスクの高い状態にあるからです。内視鏡治療のように胃を温存する場合は、治療後に二次癌が発生する可能性が高いと予想されます。その頻度は、三〜八年間程度の観察期間で五・六〜一五％という、かなり高い確率だとされています。

上村らは一九九七年に、早期胃癌を内視鏡的に治療したあとで除菌治療を受けた群と受けなかった群を比べ、除菌によって二次癌の発生が抑制されたことをうかがわせる結果を認めて報告し、注目を集めました。

この研究結果は、両者を無作為に振り分けていなかったので、現在、多施設による共同研究で追試が行なわれているところです。しかし欧米のガイドラインでは、内視鏡的治療後の胃についての除菌がすでに適応になっていますし、日本でも二〇〇三年の治療ガイドラインの改訂時に除菌治療が望ましい疾患とされました。

胃癌になりやすい「萎縮性胃炎」

ピロリ菌による慢性胃炎が長年続くと、胃粘膜の細胞に変化が表われます。本来備わっている胃底腺《いていせん》の領域が縮小し、胃酸の分泌が低下します。胃の幽門腺領域では、胃の上皮が腸上皮化生を起こしてきます。これらは、内視鏡による観察で確認できます。また、血液検査でペプシノーゲンを測定することによっても萎縮の程度を評価することは可能です。そして、

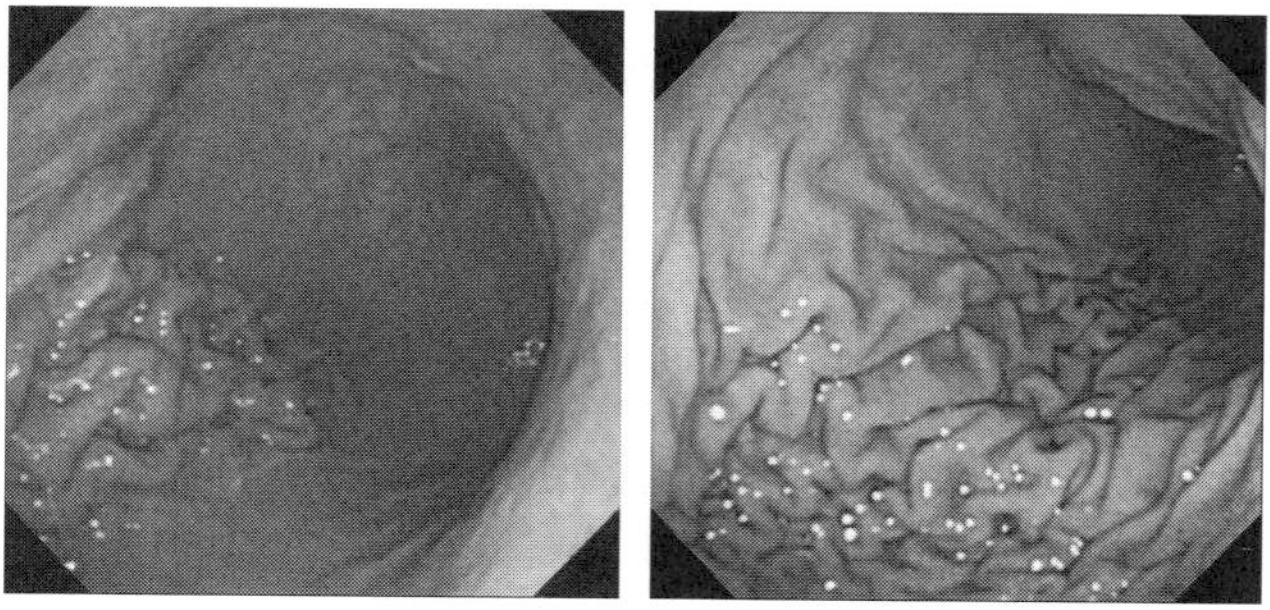

図３・７　萎縮性胃炎（左）と正常者（右）の胃の内視鏡写真

粘膜萎縮の進んだ萎縮性胃炎の粘膜は、胃癌が起こりやすい状態として注目されています。

図３・７に、萎縮性胃炎と正常者の胃の内視鏡写真を示します。正常者の粘膜は全体になめらかで正常なヒダが認められ、色調も均一な赤みを帯びています。これに対して萎縮性胃炎では、本来備わっている胃のヒダが少なくなり、ややまだらな色調を呈しています。

除菌治療を行なうことで胃癌を予防できるならば、胃癌リスクが高い萎縮性胃炎が除菌治療の対象となるのは、内視鏡治療後の早期胃癌の場合と同様です。なお、除菌治療によって、萎縮が進んだ粘膜や低下した胃酸分泌が正常化するかどうかが注目されていますが、これらは長年にわたる変化であり、これまでの報告ではあまり大きな改善は期待できないようです。たとえば、萎縮が高度な場合には、胃酸分泌の改善は正常者の半分以下程度までしかならないと報告されています。

また、萎縮の改善はあっても、胃炎が進んで腸上皮化生の生じた粘膜の正常化を認める報告は少ないようです。このように、長年の萎縮によるさまざまな変化が容易には戻らないことを考慮すると、萎縮がまだ進んでいない若年の時期に除菌するほうが有利なのは明らかです。

除菌治療の胃癌予防効果

除菌治療には一定の胃癌予防効果があると考えられていますが、その具体的な効果についてはまだ明確ではありません。抑止効果があるとしても、高齢になるにつれて胃癌発症のリスクは加速度的に高まるので、高齢者が除菌治療を受けてもリスク自体はまだ高いかもしれません。つまり、除菌しても胃癌の発症率がゼロになることはないと考えられます。特に、胃癌発症のリスクが高まってから除菌したのでは、すでにその時期に診断できないほど小さな癌が発生している可能性があり、あとから発見されることも起こりうるわけです。

胃の「過形成性ポリープ」

「ポリープ」とは隆起したもの全体をいい、良性の場合も悪性の場合もあります。頻度の高い良性の胃ポリープには「過形成性ポリープ」と「胃底腺ポリープ」があります。このほか、良性のポリープには「胃腺腫《いせんしゅ》」があり、悪性のポリープに「胃癌」があります。過形成性ポリープは、七六%以上と高率でピロリ菌感染を伴います。胃底腺ポリープはピロリ菌感染のない胃粘膜によく認められるものです。

図3・8に両者のポリープの例を示します。内視鏡で観察すると、過形成性ポリープでは、赤みが強く、しばしばびらんを伴います。胃底腺ポリープは、小さいものが多く、周囲の粘膜の色調とほぼ同じです。両者とも多発することがあります。

この二つのポリープは、内視鏡的な特徴以外に、病理組織で区別できます。経過を見ると、過形成性ポリープは増大することがあり、炎症を伴っており、稀ながら癌化することもあります。一方、胃底腺ポリープはほとんど炎症がなく、通常は急速に大きくなることも、癌化することもないポリープです。

従来、過形成性ポリープについては、おおよそ一cm以下のものは経過観察され、それ以上のものは内視鏡的な切除が検討されていました。特に、二cm以上のもの、増大傾向のあるもの、貧血の原因となる場合などでは、切除による治療がよい方法と思われていました。ところが、ピロリ菌を除菌することでポリープが縮小あるいは消退することが報告され、注目さ

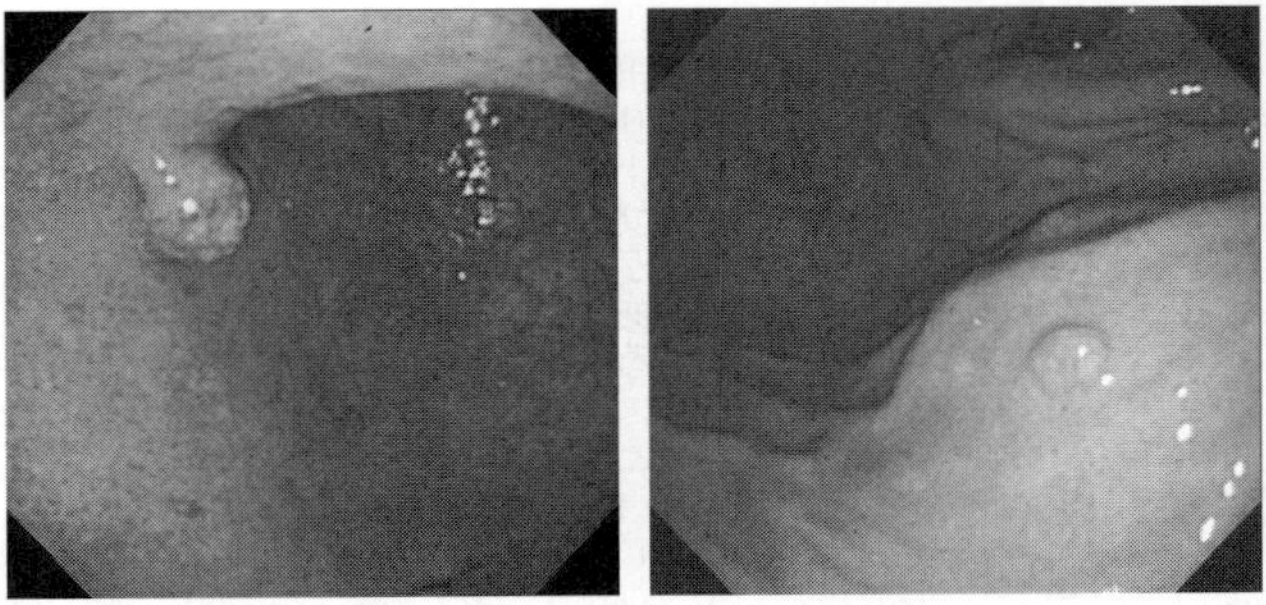

図3・8　過形成性ポリープ(左)と胃底腺ポリープ(右)

れています。

大草らは、除菌成功者の一五例中一二例（八〇%）の過形成性ポリープが消失したと報告しています。他の報告でも七〇〜九五%でポリープの消失または縮小があるとされています。通常は自然消失することは稀なので、除菌治療が過形成性ポリープに対して縮小効果があるのは明らかだと思われます。

したがって、胃ポリープがある場合には、そのポリープの種類は何か、ピロリ菌の感染があるのかを確認して、その後の対応を考慮すべきです。具体的には、「胃底腺ポリープ」でピロリ菌が認められないならば、安心して経過観察するだけでよいと思われます。一方、「過形成性ポリープ」でピロリ菌が認められた場合には、除菌治療を考慮するとよいでしょう。

ただし治療を急ぐような場合、具体的にはポリープが大きい場合、癌が疑われる場合、出血などを起こしている場合、あるいは除菌が成功しても増大するような場合には、内視鏡的に切除するほうがよいかもしれません。

また、腫瘍の一種である胃腺腫についても、除菌で縮小する場合があることが報告されています。しかし、過形成性ポリープのように除菌によって消失することは稀なので、現在では除菌治療の対象とは考えられていません。経過観察する場合もありますが、癌と紛らわしい場合が多いので、内視鏡的に切除することを医師から勧められることが多いのではないかと思います。

「ポリープがある」と言われる方は多いと思います。良性のポリープでもそれぞれ性格が違うので、同じように扱うのは適当ではなく、その患者さんに即した経過観察や治療の方針があってよいと思います。ポリープについて正確に理解し、また最近の知見を踏まえ、正しい対応をおとりになることをお勧めします。

5 ピロリ菌感染と関連の可能性のある病気

前節までに挙げた疾患のほかにも、ピロリ菌感染と関連がありそうで除菌治療の有効性が検討されている疾患はほかにもあります。そのうちのいくつかを紹介します。

特発性血小板減少性紫斑病

厚生省が認めている特定疾患の一つに、特発性血小板減少性紫斑病という病気があります。これは、止血に必要な血小板が少なくなり、出血が起きやすくなる病気です。「特発性」とは明らかな原因がないということで、血小板の減少を引き起こすような薬剤の使用がないことや、肝硬変などの病気がないという意味で使われています。

病気の機序については少し解明されてきており、抗血小板抗体という自己抗体が自分自身の血小板を壊すような免疫の異常を呈しているのではないかと考えられています。

一九九八年、ガスバリニ（Gasbarrini）によって、この病気の患者さんに対してピロリ菌の除菌治療をしたところ血小板が回復したという報告がなされ、注目を集めました。その後日本でも、ピロリ菌感染のある特発性血小板減少性紫斑病の患者さんに除菌治療を行なったところ、四〇～六〇％で血小板数が増加したという報告がなされています。

どのような症例で除菌治療が有効なのかについては現在検討が進められているところですが、ピロリ菌の除菌治療は従来の標準的な治療と比較して簡便で副作用も少ないことから、ピロリ菌が陽性の場合には除菌治療を行なうことが勧められてきています。

ピロリ菌感染とこの疾患との関係は、まだはっきりしたとは言えません。ピロリ菌感染者に比べて特発性血小板減少性紫斑病の疾病はきわめて少数でもあり、発症機序についての解明が必要です。たとえば、ピロリ菌感染に伴って生じる刺激が血小板減少を引き起こしている可能性や、ピロリ菌感染によってできる抗体が抗血小板抗体に類似した性質を持っている可能性などが考えられていますが、さらなる研究が待たれています。

慢性蕁麻疹

慢性蕁麻疹《じんましん》は、さまざまな原因によって痒みを伴う膨隆《ぼうりゅう》した発疹が出現する皮膚疾患です。一九九八年、ヴェディ（Wedi）によって、ピロリ菌陽性の慢性蕁麻疹の患者さんに除菌治療を行なったところ蕁麻疹が改善したという報告がなされました。日本でも同様の検討を行なった成績があります。それによると、除菌が成功した例では六四・七％が改善したが、感染が持続した例での改善は二二・二％であり、有意の差がありました。

ピロリ菌感染があって慢性胃炎があることで、食物のアレルギー抗原が胃粘膜を通過しやすいのではないと考えられていますが、ピロリ菌の感染と蕁麻疹との関連はいまだ十分には解明されていません。また、蕁麻疹の患者さんは一般の健常者と比べてピロリ菌の感染率が高いわけではないという報告もあります。結局、蕁麻疹の原因は多岐にわたるので、ピロリ菌そのものが蕁麻疹の中心的な原因になっているとは考えにくいわけです。

しかしながら、ピロリ菌の感染者に対する除菌治療は、蕁麻疹についても一定の治療効果があると思われるので、慢性蕁麻疹で悩んでいる人、特に抗アレルギー剤などによる治療を長期間受けている人は、一度除菌治療について検討する意義はあると考えられます。ただし、過大な期待は持たないほうがよいかもしれません。

なお、少数例ながら、慢性蕁麻疹以外の皮膚掻痒症《ひふそうようしょう》、貨幣状湿疹《かへいじょうしっしん》、多型慢性痒疹《たけいまんせいようしん》などでも、除菌治療によって痒みを伴う皮膚病変が改善したという報告もあります。その因果関係や除菌治療の有効性についての研究が待たれるところです。

鉄欠乏性貧血

鉄欠乏性貧血は、鉄分の相対的な不足によって生じる貧血で、女性に多く、日本の女性の一〇%が該当するといわれており、三〇～四〇%はその予備軍とされています。思春期に比較的頻度の高い疾患で、中学生の一・八%が鉄欠乏性貧血だという報告もあります。

一九九三年、デュフォー（Dufour）によって、七歳の男児の鉄欠乏性貧血についてピロリ菌感染を確認し、除菌によって貧血が治癒したという報告がなされました。その後も除菌治療でピロリ菌感染者の鉄欠乏性貧血が改善したという報告が相次いでいます。日本では、一二～一七歳の鉄欠乏性貧血の患者さんを対象にピロリ菌感染の有無を調べたところ、六七％がピロリ菌感染者であったという調査結果があります。これは、同年代の平均的なピロリ菌感染率が一〇％程度であることを考えるときわめて高率であることから、特に思春期の鉄欠乏性貧血とピロリ菌感染との関連性が疑われます。

現在のところその機序については、ピロリ菌自身が鉄を消費しているため、あるいは慢性胃炎による粘膜からの微小な出血のため、あるいは腸での吸収障害を引き起こす可能性、などが想定されています。

さて、鉄欠乏性貧血を認めたときは、ほかに原因がある場合もあるので、まず消化管出血や月経過多などの要素がないかどうかを調べるのが一般的です。便に出血があるのかどうかは便潜血反応を行います。

症状などから、胃潰瘍や十二指腸潰瘍などが疑われるときや、高齢者では胃癌が発見されることもあるので、上部消化管内視鏡を行うこともよくあります。便潜血が陽性なら大腸についてレントゲンまたは内視鏡で調べます。また必要に応じ、女性では子宮筋腫による月経過多などがないかどうかも婦人科の診察や超音波で確認します。

ところで、鉄欠乏性貧血のピロリ菌感染者に対する除菌治療は、治療のガイドライン上は検討されているものの、積極的に推奨されるには至っていないのが現状です。そのために鉄欠乏性貧血があるという理由では、ピロリ菌の有無の検査は健康保険の適用を認められておらず、ピロリ菌の検査および除菌治療は自己負担となりますが、鉄欠乏性貧血の原因がほかにないのであれば、ピロリ菌の除菌治療を検討する価値は十分にあると思います。

冠動脈疾患

冠動脈疾患は、冠動脈に動脈硬化による狭窄を起こした狭心症や心筋梗塞などの疾患です。一九九四年、メンダル（Mendall）らが、冠動脈疾患でピロリ菌抗体が有意に高率であることを報告したことから、両者の関係について注目されました。その後も、病原性の強いcagA株と冠動脈疾患との関連についての報告もありました。

しかし、その後行われたピロリ菌感染者が冠動脈疾患を起こすかどうかについて調べた研究では、必ずしも一定の結果が出ているわけではありません。したがって、何らかの間接的な関係はあるかもしれませんが、結論を出すためにはさらなる研究が必要でしょう。少なくとも現状では、冠動脈疾患のリスクを下げるためにピロリ菌を除菌することの有効性は確認できていないと考えられます。

その他の疾患

ピロリ菌との関連の可能性が指摘されているその他の消化器疾患としては、non-ulcer dyspepsia（潰瘍ではないが持続あるいは再発する上腹部の痛みや不快感のある状態）、胃食道逆流症があります。

消化器病以外では、片頭痛、レイノー現象、ギラン・バレー症候群といった疾患があげられています。

これらについての関連性に結論を出すには、いまだ医学的な証拠が十分にない状態なので、さらなる検討が必要と考えられており、除菌治療については賛否が分かれている状態です。

第4章 検査法と除菌療法

1 あなたはピロリ菌に感染していませんか

ピロリ菌の有無を知っておくことの意義

第2章で述べたように日本ではピロリ菌の感染者がきわめて多く、国民の半分の六〇〇〇万人が感染者といわれています。そして、ピロリ菌の感染によって引き起こされる慢性胃炎、胃・十二指腸潰瘍、胃癌などの病気も多いのです。また、感染していない人は、慢性胃炎や潰瘍、癌などが少ないこともわかってきています。

したがって、自分が感染者であって胃潰瘍や胃癌になるリスクがある状態なのかどうかを調べることには意義があるでしょう。感染者であれば特に胃癌の検診を積極的に受けるほうがよいことになります。

一方、感染していないとされ、内視鏡などで健康な胃であることが確かめられた場合には、胃癌のリスクはきわめて小さいといえます。このような人は、毎年のように胃のレントゲンや内視鏡検査を受ける必要はないと考えられるようになっています。

感染の有無の評価についての注意

通常、ピロリ菌に感染しているかどうかは、血液や尿によって抗体の有無を調べる方法で行なわれます。ピロリ菌に感染すると血液中に抗体ができるので、その抗体を測定するわけです。抗体は微量ながら尿にも現われるので、尿によっても検査可能です。

総合的にみると、抗体検査は感染の有無をほぼ九〇%以上正しく判断できます。しかし、注意すべき点もあります。それは、現在感染しているのに抗体が陰性となる「偽陰性」や、逆に感染していないのに誤って抗体反応が出てしまう「偽陽性」が稀にあることです。つまり、例外的ではありますが、稀に誤った判定を下すことが数パーセント程度あるということです。また、ピロリ菌に感染していた人が除菌治療を行なって成功した場合、通常は数カ月かけて抗体が低下し、最終的に抗体は陰性化に向かうため、除菌直後の抗体検査は適していません。

本来、偽陽性も偽陰性もないことが望ましいのですが、どの検査法にも限界があるため、これらをゼロにすることは困難です。簡便で安価なためによく行なわれる抗体検査ですが、臨床的な所見と矛盾がある場合には、検査法を変えて再評価することも必要となります。たとえば、尿素呼気試験や便中抗原検査は、費用は少し高くなるものの有用でしょう。

抗体が陰性でもピロリ菌に感染していた場合

ピロリ菌の感染が長期間継続して胃粘膜が高度に萎縮し、ピロリ菌が棲息できないほどの環境になると、少数ながら自然に胃から排除されることがあります。

ただし、ピロリ菌の抗体が消退したために検査法を替えても検出できない場合（つまり菌が排除された場合）でも、血清にＣａｇＡ抗体が残っていることがあります。ＣａｇＡ抗体はピロリ菌の抗体よりも抗原性が強いため、体内に長く残る特性があるとされています。ＣａｇＡ（第二章参照）は、東アジアで蔓延しているピロリ菌の株が産生する物質ですが、この抗体が残っていれば、ピロリ菌に感染していたことの証明になると考えられます。実際、特に高齢者でピロリ菌の抗体が陰性でも、ＣａｇＡ抗体が陽性の場合があるとされており、胃癌のリスクのある状態です。残念ながら、ＣａｇＡ抗体はまだ一般的な検査として普及していません。このため、感染者の菌が排除されたあとで通常のピロリ菌の抗体が消えてしまうと、一般的にはピロリ菌の感染を証明できないことがあるのです。

ピロリ菌の感染以外に注意すべき胃の状態

胃検診を行なうと、中高齢者で胃粘膜萎縮の強い人の一％程度に胃癌が発見されます。日本では、胃粘膜萎縮のほとんどの原因がピロリ菌です。しかし前述のように、高齢者などでは胃粘膜が高度に萎縮してピロリ菌が棲息できなくなり、そのせいで抗体が陰性化していることもあるのです。つまり胃粘膜萎縮の強い場合には、それだけで胃癌のリスクが高い要注意の状態なのです。また、稀な疾患ですが、自己免疫性胃炎という病気がある場合は、ピロリ菌の抗体は陰性で、抗胃壁細胞抗体という自己抗体を認める場合があります。この場合も高度の胃粘膜萎縮が認められますが、同時にカルチノイドという胃の腫瘍が起こりやすいことが知られています。

なお、胃粘膜萎縮の程度は、内視鏡やレントゲン検査で評価できますが、血液検査のペプシノーゲンの項目でも評価可能です。したがって、ピロリ菌の抗体検査だけで早合点せず、一度は胃の検査を行なったうえで、今後の検診の受け方について医師に相談されることをお勧めします。

健康診断と感染検査

検査項目の充実している一部の健康診断では「ピロリ菌」について抗体検査が含まれている場合がありますが、通常の健康診断では含まれていないことが多いようです。これは血液や尿でも容易に調べられます。最近、ピロリ菌が話題になっているので、これをオプション検査としているケースもあります。

ご自分が受けている健康診断の項目を一度お調べになってみてはいかがでしょうか。ピロリ菌の感染の有無や胃粘膜の状態を調べることで、胃についての検診の受け方が変わってくるかもしれません。ぜひその結果を今後の健康管理に役立ててほしいと思います。

なお、健康診断の血液検査の項目に「ペプシノーゲン」を含めていることもあります。ペプシノーゲンは、胃で産生される消化酵素のペプシン（タンパク質を分解する）の前駆物質ですが、ペプシノーゲンの血中の値によって胃粘膜が健全か萎縮があるかを類推することが可能なのです。

ペプシノーゲンに異常のある場合には、萎縮が進んでいると思われます。ペプシノーゲンの異常は、通常はピロリ菌感染によることが大部分であるため、ピロリ菌の抗体が陰性であった場合でも、長期間の感染後に菌が排除された可能性を考慮する必要があります。また、ペプシノーゲンの異常は、胃癌のリスクが高いので、積極的にレントゲンまたは内視鏡による胃の検査を受けるべきでしょう。

もともと日本人は、癌の中で最も胃癌になりやすいことを考えると、胃の内視鏡ないしはレントゲン検査を受けて、粘膜の健康状態をチェックすることには大きな意義があります。中年になったら、健康診断の機会を利用して、無症状でも内視鏡またはレントゲン検査を受けて調べることが望ましいのです。もちろん、症状のある人は通常、健康保険の適応となるので、ぜひ受診して、食道・胃・十二指腸の病気についてチェックしてください。

法定健診の検査項目

法定健診は、労働安全衛生法によって一年以内ごとに職場で行なうように定められている健康診断です。通常は年に一回の決まった時期に、社内の保健関係を担当している部署から健康診断を受けるように通達されているはずです。したがって、自分の意思で受ける人間ドックとは多少意味合いが異なります。

法定健診は、年齢によって項目が異なり、若い人では血液検査や心電図が省略されています。四〇歳未満の人（三五歳を除く）では、問診、診察、身体測定（身長・体重・肥満度）、視力、聴力、血圧・脈拍、尿（尿糖・尿タンパク）、胸部レントゲン、となっています。

三五歳の人と四〇歳以上の人は、上記のほかに、心電図、血液検査による肝機能（ＡＳＴ、ＡＬＴ、γＧＴＰ）・脂質（中性脂肪、総コレステロール、ＨＤＬコレステロール）・血糖・

貧血（赤血球数・血色素量）の検査が加わります。このように、血液検査があっても項目が限られており、胃の検査は必須ではありません。ピロリ菌の検査もペプシノーゲンの検査も含まれていません。つまり胃についての検査項目がないのです。したがって胃については、各事業所による任意の胃癌検診や、市町村による胃癌検診、さらには自主的に受ける人間ドックなどの健康診断に委ねられているのが現状です。検査方法も実施している施設ごとに異なり、ペプシノーゲンの血液検査、胃レントゲン、内視鏡など、さまざまです。

検査の費用

健康診断の目的で、希望によって検査を受ける場合の費用は自己負担（健康保険適応外）となります。ピロリ菌の検査法はいろいろあり、費用もそれぞれ大きく異なります。血液や尿の抗体を調べる方法では、一五〇〇〜四〇〇〇円程度で行なわることが多いようです。前述のペプシノーゲン検査も保険の適応は認められておらず、二〇〇〇円から四〇〇〇円程度かかることが多いようです。

胃のレントゲン検診の場合、通常は何らかの補助があって、無料から数千円のことが多いようです。仮に保険点数分を全額自己負担で算定すると、一万四〇〇〇〜一万五〇〇〇円程度になります。また、胃内視鏡検査で生検をしない場合は、一万三〇〇〇～一万四〇〇〇円程度です。ただし、症状があるなどして健康保険が使える場合には、通常はその三割を負担するわけです。

◇自己免疫性胃炎◇

自己免疫性胃炎は、主に胃体部《いたいぶ》の胃底腺領域の粘膜が萎縮する慢性の萎縮性胃炎です。胃底腺の壁細胞は減少しますが、幽門腺の萎縮は軽度です。抗壁細胞抗体や抗内因子抗体といった自己抗体は陽性のことが多く、ピロリ菌の感染は低率とされています。つまり自己免疫による慢性胃炎と考えられています。

1973年にストリックランド（Strickland）らは、このように胃体部の萎縮の目立つ慢性胃炎をA型胃炎とし、幽門腺領域が拡大して胃底腺領域が縮小し、全体に萎縮が進む慢性胃炎をB型胃炎として分類しています。A型胃炎は自己免疫性胃炎、B型胃炎はピロリ菌による萎縮性胃炎と考えられます。

自己免疫性胃炎では、特に壁細胞が減少していくため、胃酸分泌が低下し、また、ビタミンB_{12}の吸収に必要な内因子が欠乏して「巨赤芽《きょせきが》球《きゅう》性《せい》貧血《ひんけつ》」を起こすことが知られています。さらに、胃酸分泌が低下するので、その分泌を刺激する「ガストリン」というホルモンが過剰となります。このガストリンの過剰は内分泌細胞に刺激を与え、内分泌細胞に由来する腫瘍である「カルチノイド」を起こしやすくなることも知られています。

◇バイオプシー・生検・病理検査◇

「バイオプシー」とは、病気の診断のために臓器の一部を採取して調べることをいい、日本語では、「生検」「病理検査」あるいは「組織検査」などと呼ばれています。

たとえば、胃の内視鏡検査時に内視鏡の先端から鉗子《かんし》という道具を用いて病変の一部を2～3mm程度の大きさで採取することを、「胃のバイオプシー」とか「胃生検」といいます。

採られた材料は、ホルマリンで固定されたのち、包埋《ほうまい》、薄切、染色などの作業を経て、顕微鏡で観察可能な病理標本となります。

たとえば胃のポリープや潰瘍を生検することによって病理学的な診断が確定でき、これによって良性か悪性かが判明します。内視鏡所見も良性潰瘍か胃癌かの診断上重要ですが、生検による病理診断は最終的な治療方針の決め手となります。また、病理学的な診断以外にも、たとえばピロリ菌感染の有無といった、感染症の診断を行なうことがあります。

ところで、組織を採取する際に痛みはなく、通常は自然に止血し、傷も数日で治癒します。きわめて稀に出血を引き起こすことがありますが、死亡事故は100万件に1件以下と報告されています。

2 胃内視鏡検査と胃レントゲン検査

胃カメラから内視鏡への発達

口から食道を通って胃の中まで挿入し、先端で胃を直接観察する機器を「内視鏡」といい、これを用いて胃を調べる検査を「胃内視鏡検査」といいます。食道、胃、十二指腸はまとめて上部消化管と呼ばれるので、上部消化管全体を見る検査は、正しくは「上部消化管内視鏡検査」ということになります。せっかくの検査なので、通常は胃だけでなく、食道、十二指腸を含めて観察します。

内視鏡が開発される以前は、胃の中を検査するのに「胃カメラ」が広く使われていました。そのため現在でも、「内視鏡」のことを「胃カメラ」ということがありますが、正しくは「内視鏡」です。

ここで、胃カメラから内視鏡へ発達した歴史を簡単に振り返ってみましょう。胃カメラは日本で開発されたもので、一九五〇年には小型の写真機（カメラ）を胃の中に入れて遠隔操作でフィルム撮影する検査が始められました。なお、吉村昭氏は、胃カメラの開発過程を

『光る壁』という小説にして紹介しています。画像を見ながら撮影することはできませんでしたが、胃の中を観察する画期的な検査法として普及し、「胃カメラ」という名称が定着しました。しかし、フィルムを現像してからでないと胃の状態を観察することができないという不便さがありました。

その後、一九八〇年代には、胃内の画像をグラスファイバーで検査医の手許に送り、これを見ながら検査する「ファイバースコープ（内視鏡）」が一般的になりました。さらに一九九〇年代には、固体撮像素子によって画像を電気信号に換えて送る「電子内視鏡」が発達し、現在の検査の主流となっています。これにより、検査医はモニター画面を見て観察したり治療したりできるようになりました。

内視鏡による検査

食道、胃、十二指腸の病気が疑われるような場合、あるいは癌の検診をする場合に、内視鏡検査が行なわれます。内腔を観察できるだけでなく、必要ならば病気の部位の組織を採取することもできるので、診断上きわめて有用です。この検査で診断される病気としては、食道炎、食道癌、胃炎、胃潰瘍、胃ポリープ、胃癌、十二指腸潰瘍などがあります。さらに、消化管出血の止血、胃ポリープの切除、胃癌の治療、誤飲した異物の除去などに用いられることもあり、いろいろな治療分野で応用されています。

内視鏡検査は、空腹状態で検査を受けます。前処置に通常使われる薬剤には次の四つがあります。

●胃の泡をとって観察しやすくするための液体（内服）

粘液を除去するために消泡剤を使います。細かい変化を見るときに有用です。

●喉《のど》の違和感を軽減する局所麻酔剤を咽頭粘膜に投与（スプレーまたは粘稠な液体）

局所麻酔薬は、喉にスプレーするか、粘稠な液を喉にためて粘膜を麻酔するものです。苦い薬なので経験者は記憶していることでしょう。局所麻酔でショックを起こす人はこれを使わずに、鎮静剤・鎮痛剤でコントロールします。

●胃腸の動きを抑えて観察しやすくする鎮痙剤《ちんけいざい》（注射）

胃腸の動きを抑える薬は二種類あります。汎用されている抗コリン剤の場合は多少脈が速くなったり、尿が出にくくなったり、目の焦点が合いにくくなったりすることがありますす。これらの影響がほとんど見られない、血糖を調節するグルカゴンというホルモンを用いる場合もあります。

●検査の苦痛を和らげる鎮静剤・鎮痛剤（注射）

最近は、鎮静剤・鎮痛剤を使用して、検査の苦痛を和らげるようにしている施設が多くなっています。薬剤自体にもリスクがあるために、現在は「意識下鎮静法」といって、十分に苦痛を軽減しつつ、ある程度の意思疎通がとれる状態で検査するように推奨されています。

なかには、知らないうちに検査が終わるように希望される人もいますが、鎮静が深すぎると意識を失うだけでなく、呼吸が抑制されたり、血圧が低下したり、誤飲を起こしやすくなったりするなどの弊害もあります。このため、薬が効きすぎていないかを見るために、血液中の酸素飽和度や血圧・脈拍などを監視しながら検査を進めます。

よく、「内視鏡検査は辛《つら》そうなので気が進まない」と言う人がいますが、もともと検査の苦痛は個人差が大きいものです。また、検査医による検査の進め方の違いや、患者さん自身のそのときの状態などによって、印象は大きく違ってきます。特に不安や緊張が強い人はつい体に力が入ってしまい、内視鏡の接触による違和感を強く感じることが多いようです。

したがって、検査の苦痛は、患者さんの不安や緊張の度合い、医師の技量、検査時間、使われた内視鏡、行なった処置、鎮静剤の種類や量など、多くの因子に左右されるので一概に

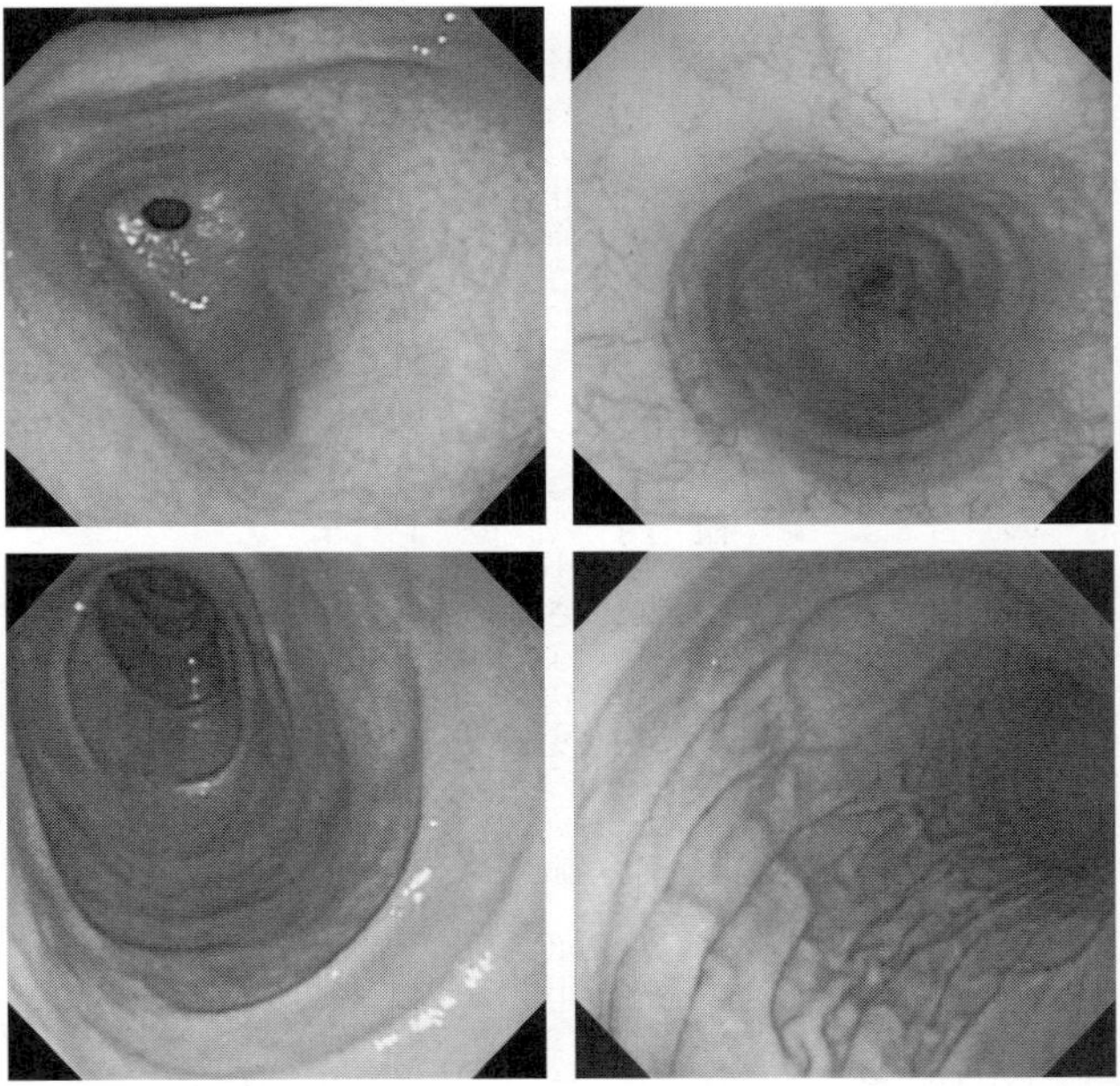

図４・１　内視鏡の画像（右上：正常の食道、右下：正常な胃体部、左上：正常な胃前庭部、左下：正常な十二指腸）

いうことはできません。しかし、適度に鎮静剤を用いる場合には、驚くほど苦痛は軽減されるはずです。

また、最近では内視鏡の太さも直径五～六ミリ程度と著しく細いものがあるので、場合によっては鼻腔からの挿入も可能です。細い内視鏡は操作性の点では改善の余地があり、すべての点で優れているわけではありませんが、苦痛の軽減には役立っているはずです。

胃のレントゲン検査

最近の病院は、胃レントゲン検査件数よりも内視鏡検査件数のほうが多くなっていますが、以前は、胃の検査といえばまずレントゲン検査をする施設が多く、きわめて汎用されていました。今でも胃癌検診ではレントゲンが用いられており、中高年者は、白いバリウム液を飲んでレントゲンを撮った記憶が一度ならずあるでしょう。

検査の正確さについては、小さな病変の認識、平坦な病変の認識、総合的な診断能において、レントゲン検査よりも内視鏡のほうが優れています。そのうえ内視鏡ならば、検査時に組織の一部を採取して病理検査ができます。組織病理検査は、診断確定において欠かせない要素です。また、内視鏡はレントゲン被曝がないこともメリットです。

逆に、内視鏡を飲み込むよりもバリウムを飲むほうが身体的な苦痛が少ないこと、検査のために使う薬が内視鏡の場合よりも少ないこと、胃の全体像や病変の位置関係や大きさを客観的に評価できることなどの利点があります。

なお、レントゲン検査でも良・悪性の鑑別はある程度可能ですが、現状では必ず内視鏡で

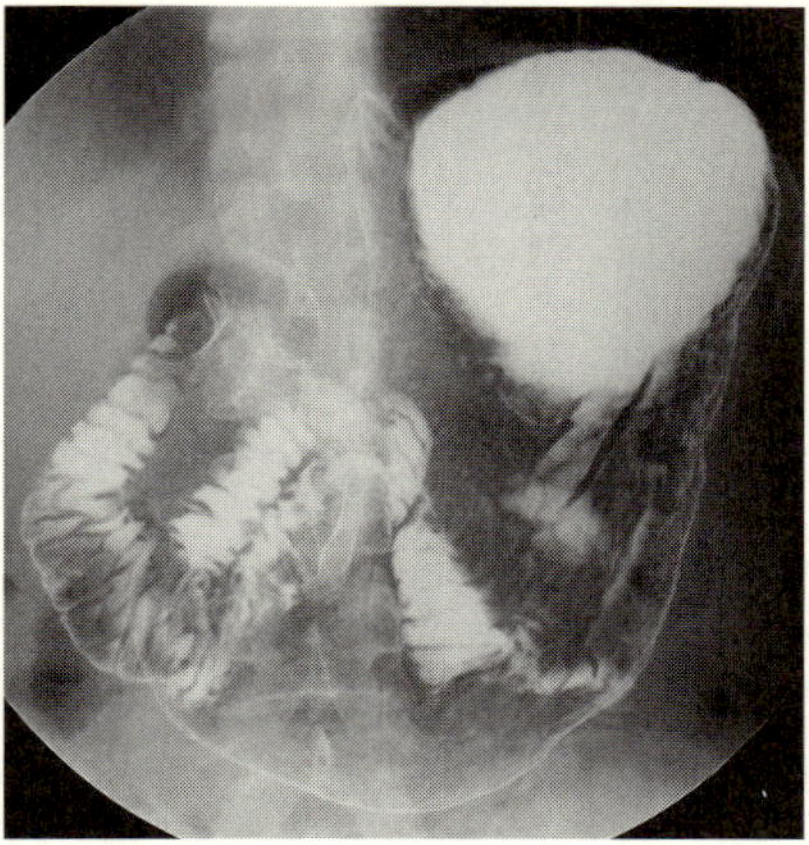

図４・２　レントゲン写真

確認して病理検査を行なっています。

レントゲン検査のその他の欠点としては、レントゲン被曝があること、バリウムが固まって便秘になりやすいので下剤の併用が必要なことなどです。

レントゲン検査の前処置として通常使われている薬は、次の四種類です。

●胃の泡をとって観察しやすくするための液体（内服）
●胃を膨らませて見やすくする発泡剤（内服）
●胃腸の動きを抑えて観察しやすくする鎮痙剤（注射）
●レントゲンで映すためのバリウムという造影剤（内服）

このほか、バリウムが腸内で長く留まると固まってくることがあるために、検査後に水分を多く取ることや、下剤を服用するように言われるかもしれません。

内視鏡検査の際に使う局所麻酔剤や鎮静剤

が体質に合わない人や、それらの過量投与で人命にかかわることが稀にありますが、レントゲンではそれらは不要なので、薬剤のリスクはきわめて低く、レントゲン検査は万人に受け入れやすいものになっています。

3 健康保険が使える場合と使えない場合

健康保険制度の原則とピロリ菌の検査・除菌治療

日本の健康保険制度について少し触れます。健康保険は病気になったときの治療費を軽減することが目的なので、ご承知のように予防措置や美容的な治療は対象外となっています。

ピロリ菌については、「胃潰瘍」または「十二指腸潰瘍」という病名が診断された場合に限り（その瘢痕《はんこん》が認められるケースも含め）、健康保険を利用してピロリ菌の有無を診断し、除菌治療を受けることができます。これは、潰瘍の患者さんでピロリ菌感染がある場合には「積極的に除菌治療が推奨されている」ためです。調べないまま放置することは望ましいことではないのです。それ以外で希望によって検査や治療を受ける場合には、原則的に自費扱いとなります。

現在の制度では、潰瘍を「単に疑われている」だけでなく、レントゲンまたは内視鏡で診断されており、ピロリ菌の存在が確認されていることが、除菌治療の二つの必要条件となっています。それ以外のピロリ菌感染で起こる慢性胃炎や胃ＭＡＬＴリンパ腫などには健康保険を適応できません。しかしその後の研究で、たとえば胃ＭＡＬＴリンパ腫という疾患は除菌治療が奏功することが多いため、医学的にはまず除菌を行なうことが一般化しています。

今後研究が進めば、除菌治療に有効性が認められる疾患は増加すると思われます。しかしながら、最新の研究結果が学会のガイドラインに反映され、さらに健康保険の適応になるまでには年月を要します。特に保険の適応拡大には、厚生労働省の承認申請の手続きが必要です。このため臨床の現場では、しばしば「保険適応外」の診療を余儀なくされることがあることをご理解いただきたいと思います。

潰瘍ではないがピロリ菌を調べたい場合

たとえば、両親が胃癌であった人や慢性胃炎と診断されている人などで、検査を希望する人がいるのも事実であり、臨床の現場では保険適応の扱いに苦慮するところです。自己負担であることを了解していただければ、通常は医療機関や健診施設で検査および除菌治療を受けることは可能です。インターネットで検査を受けているところもあります。

なお、ピロリ菌の検査法は何巣類もあるため、医療機関ごとに方法や費用が異なる場合があることをご理解ください。ご相談になると、何らかの方法で検査は可能と思われます。また、無症状の大人の場合は、毎年検査する必要性はないものと思われます。

4 各種のピロリ菌検査法

血液・尿・便・呼気による検査

ピロリ菌感染の有無を調べる方法はいろいろあるので、かえって混乱しています。通常、ピロリ菌感染の有無は、血液または尿、あるいは便を調べることで確認できます。もちろん、内視鏡検査時に胃粘膜や胃粘液を採取して調べる方法もあります。

簡便であまり費用のかからない方法は、血液や尿の抗体で調べる方法です。治療を受けた後に除菌の成否を確認する方法としては、尿素呼気試験という方法が普及しています。

①抗体検査（血液または尿）

通常、人間ドックや検診で用いられるのは、菌に対する「抗体」の有無を調べる方法で、広く普及しています。抗体は、血液で調べられますが、尿でも検査可能です。比較的簡便かつ安価に調べることができる方法ですが、タンパク尿や血尿の場合には、尿よりも血液のほうが正確さは上回るとされています。

抗体による診断は、抗体の量に応じて、ある境界より多ければ「陽性」、少なければ「陰性」と判断し、陽性ならば感染者、陰性ならば非感染者とみなします。ちょうど境界付近になった場合には、ほかの検査法も併せて行なうと、より正確に調べることができます。

なお、除菌治療を行なったすぐあとは抗体がしばらく残っているために、判定は困難です。このような場合には、半年以上の間隔を空けて検査を行なって抗体価を比較することで、除菌に成功しているかどうかの判断がつきます。

しかし、通常はもう少し早い段階で除菌の成否を調べることが多いため、その判断には尿素呼気試験（後述）が用いられます。また、最近使われるようになってきた便中の抗原を検査する方法もよいとされています。

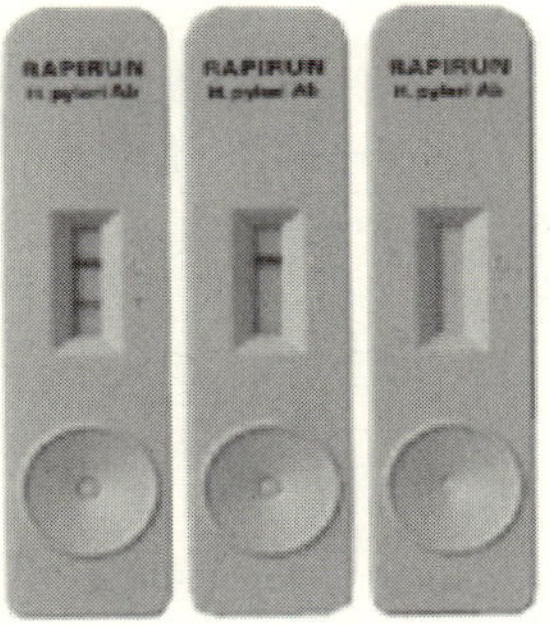

図４・３　尿抗体検査キット
（線が２本ある左が陽性、中央は陰性、右は検査前）

②抗原検査（便）

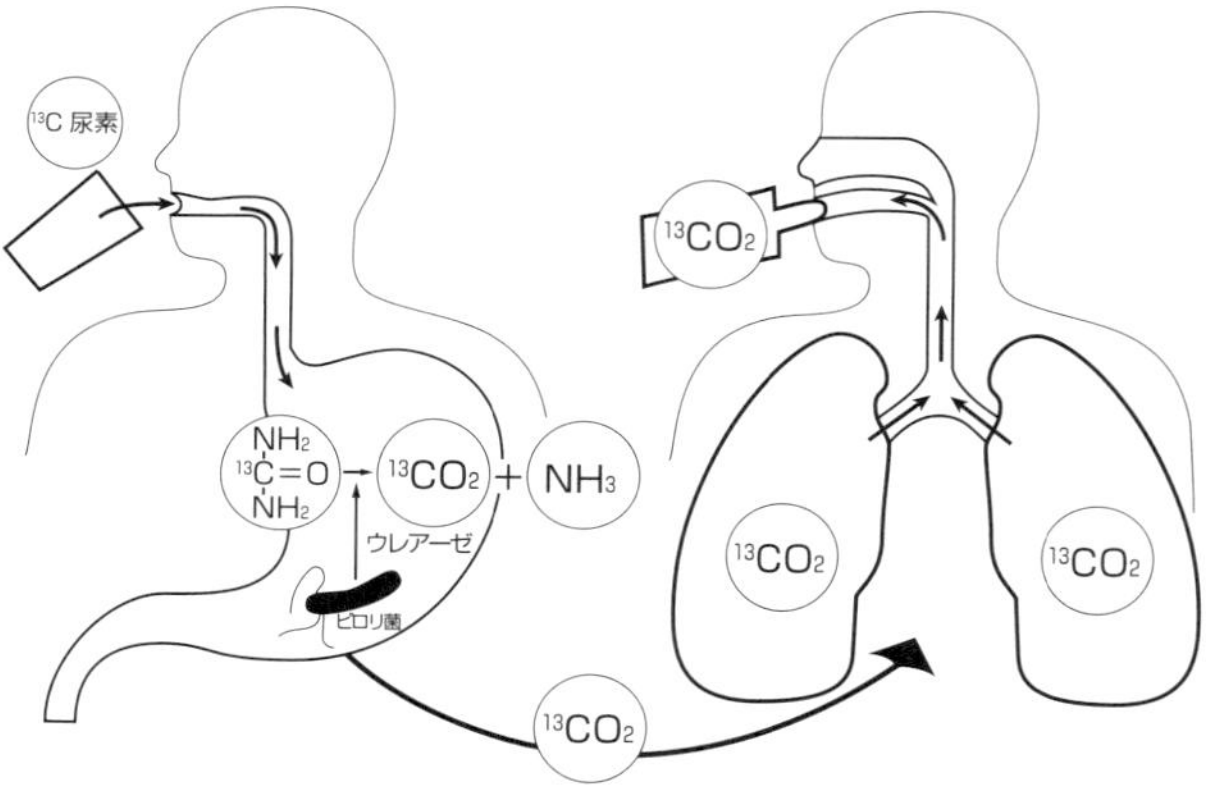

図４・４　呼気試験の原理図
出典：大塚製薬の患者説明用資料

菌の「抗原」を便で測定する方法も実用化されています。これは、感染者の便中に存在する菌体の一部を調べる方法です。

いわゆる「検便」によって検体を採取して検査する方法で、費用はやや高いのですが鋭敏な方法であり、精度が高く、除菌治療後の判定に用いることも可能です。特に乳幼児などでは、むしろ便のほうが採取しやすいというメリットがあります。

③尿素呼気試験（呼気）

これは、ピロリ菌が「ウレアーゼ」という尿素を分解する酵素を持っていることを利用した検査法です。尿素は体内に存在する物質で、胃内のピロリ菌の持つウレアーゼによってアンモニアと二酸化炭素に分解されます。

試験の方法は、図４・４で示すように、13Ｃで標識した尿素を試験薬とし、内服の前と内服二〇分後に呼気（吐いた息）を袋に採取して調べるというものです。なお、13Ｃは自然界に微量に存在するＣ（炭素）の同位元素で、放射性がないために無害です。

ピロリ菌の感染者では、胃内のアレウーゼによって、13Ｃの含まれた二酸化炭素が呼気から排出されるので、これを検出してピロリ菌の有無を判断します。分析の機械はコンパクトであり、これを備えている病院や診療所では、検査後数分で結果がわかります。

なお、試験薬が十分に胃粘膜に接触するように空腹時の検査が望ましいとされています。

内視鏡を用いる培養検査、病理検査、迅速ウレアーゼ試験

ピロリ菌は胃粘膜上に存在するので、内視鏡で胃粘膜を採取して検査する方法がいくつかあります。ただし、胃内の一カ所だけを調べて全体を代表することは難しいので、二カ所以上から調べないと正確さが劣るという問題もあります。最近では、この問題を克服するために、胃粘膜をブラシで擦過《さっか》（こする）して、そのブラシに付着した粘液を調べるという工夫もされています。

④培養検査（胃粘膜）

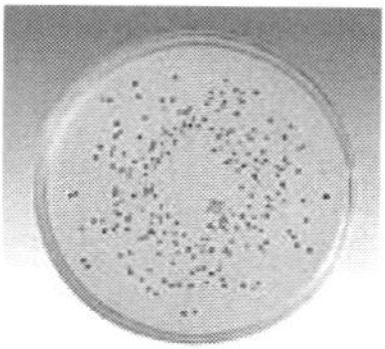
図4・5　培養検査

細菌は培養することで、その菌の同定が可能です。しかし、ピロリ菌はもともと培養が容易でなかったことはすでに述べた通りです。わずかに酸素を含む微好気性の環境で培養することは可能ですが、培養に数日を要することやその費用も高いために、通常は感染していることを確認するための検査として行なうことは少なくなっています。ただし、培養された菌がピロリ菌であることを確かめる必要がある場合には、培養検査が必要となります

なお、抗生剤の効き具合を見る「薬剤感受性検査」は、培養したピロリ菌と抗生剤を反応させる検査なので、まず菌の培養が必要になります。具体的には、培養されたピロリ菌がどの程度の濃度の抗生剤で死滅するかを確かめ、その抗生剤の効き具合を確認します。この検査を多数の患者さんで行なうことによって、クラリスロマイシンという抗生剤に対する耐性菌が増加していることが確かめられています。

⑤病理検査（胃粘膜）

通常、胃の生検は病変の良悪性を判断するために行なうことが多いのですが、顕微鏡で胃炎の状態や粘膜上に存在する細菌を観察することもできます。生検する部位には注意が必要

です。腸上皮化生という状態になっている粘膜の部位では、菌が棲息していないことがあります。

この検査法は、標本を作って病理医が判断を下す必要があるために費用と日数がかかる欠点がありますが、古い標本でも診断できる場合があるという特徴もあります。

⑥迅速ウレアーゼ試験（胃粘膜）

これは、菌がウレアーゼという酵素を持っていることを利用して調べる検査であり、短時間で結果がでます。

通常は、内視鏡で採取した胃粘膜を尿素とpH指示薬の入った容器に入れ、数分間待ちます。

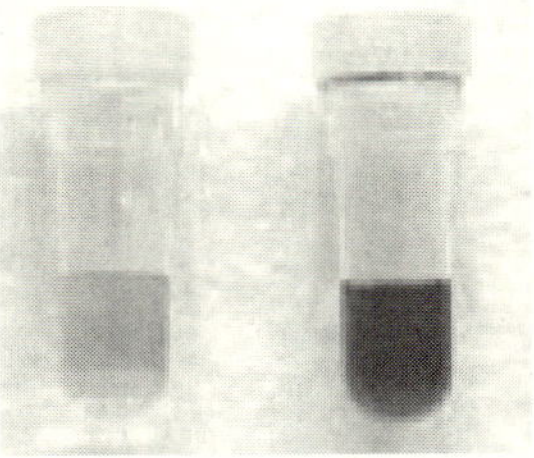

図4・6　迅速アレウーゼ試験
(試験薬が黄色のままだと陰性(左)、赤色に変化すると陽性(右)と判定される)

ピロリ菌が存在すると尿素が菌の持つウレアーゼで分解され、アンモニアと二酸化炭素が生じます。産生されたアンモニアによってpHがアルカリ性に変化すると胃粘膜の周囲から徐々に赤く発色し、しだいに全体が赤くなっていきます。この検査ではウレアーゼを調べているわけですが、胃に存在するウレアーゼを持つ菌はピロリ菌なので、結果的にピロリ菌の存在を示すことになります。

これは非常に鋭敏な検査なので、ウレアーゼという酵素を持つピロリ菌以外の細菌で汚染されると誤って陽性になりますし、逆にピロリ菌の感染者でも胃粘膜の採取部位に菌がいなかった場合には陰性になることがあります。それゆえ、検査の正確さを向上させるためには、清潔な鉗子で二カ所以上の検体を採取する必要があるのです。

⑦ペプシノーゲン（血液）

ペプシノーゲンはピロリ菌の検査ではありませんが、数少ない胃の働きを調べる血液検査の一つです。胃粘膜で生成されるペプシノーゲンは、その九九％が胃の内腔に分泌され、一％が血液中に流入するので、血液による検査が可能なのです。

ペプシノーゲンの分子にはペプシノーゲンⅠ（ＰＧⅠ）とペプシノーゲンⅡ（ＰＧⅡ）の二種類あります。ＰＧⅠは胃底腺の主細胞から分泌され、ＰＧⅡは噴門腺、胃底腺、幽門腺、十二指腸腺という広い範囲に存在します。このようにＰＧⅠとＰＧⅡは胃粘膜の状態を反映しているので、それらの測定値によって粘膜萎縮の程度を推測することができます。具体的には、主にＰＧⅠの値、およびＰＧⅠとＰＧⅡの比を参考にします。すなわち、ＰＧⅠが七〇以下と低下し、ＰＧⅠとＰＧⅡの比が三以下の場合を異常と判定します。ＰＧ異常では、胃粘膜萎縮を認めます。ただし胃の切除手術を受けている人や腎機能の悪い人、プロトンポンプ阻害剤を内服している人では正しく判定できないので、注意が必要です。

5　除菌の方法と有効性・成功率・安全性

除菌の方法

ピロリ菌の除菌については、胃酸を抑える薬と二種類の抗生剤（抗生物質）を一週間内服する方法が健康保険で認められており、推奨されています。この方法は比較的副作用が少なく、現在のところ除菌の成功率は八〇％程度とされています。ただし、あらかじめ薬のアレルギーなどがわかっている場合には、これ以外の組み合わせを考慮することがあります。

その具体的な処方内容と投与法は、次のいずれかに定まっています。

①ランソプラゾール六〇mg＋アモキシシリン一五〇〇mg＋クラリスロマイシン四〇〇mg
②ランソプラゾール六〇mg＋アモキシシリン一五〇〇mg＋クラリスロマイシン八〇〇mg
③オメプラゾール四〇mg＋アモキシシリン一五〇〇mg＋クラリスロマイシン八〇〇mg

以上の三種類の処方です。これらはすべて一日量であり、これを朝・夕二回に分けて食後に内服します。内服期間は七日間です。胃酸を抑える薬の種類の違い（ランソプラゾールかオメプラゾール）や、抗生物質のクラリスロマイシンの量に違いはあるものの、基本的な構成は同じです。したがって、一つの方法で失敗した場合、同じ組み合わせで繰り返したり、他の二つの組み合わせのいずれかに変更したりしても、大半が不成功に終わるとされています。

ピロリ菌の薬剤耐性化

前述した三種類の処方を保険適応と決める治験においては、九〇％の除菌成功率がありました（二〇〇〇年の発表による）。しかし、その後年々除菌成功率は低下しているようで、現在では七〇～八〇％程度の成績が多くなっています。

その原因は、細菌の薬剤に対する耐性化が進んでいることにあると理解されています。通常、抗生剤の使用量が増えることで、薬剤耐性も生じやすくなります。特にクラリスロマイシンはピロリ菌に効きにくくなっており、耐性菌が増加していると考えられています。ピロリ菌がクラリスロマイシンに耐性化している割合は、地域差などもありますが、一〇～二五％程度と報告されており、年々増加して問題となっています。

クラリスロマイシンは、マクロライド系の抗生剤の一つです。マクロライド系抗生剤は、呼吸器系の感染症やクラミジアといった性感染症などでよく用いられる薬で、重篤《じゅうとく》な副作用が少ないこともあって近年使用量が増加しています。しかし、このクラリスロマイシンが、ピロリ菌にとっては耐性化を起こしやすい抗生物質なのです。ピロリ菌は、遺伝子上の特定の一カ所に変異を起こすだけで耐性を獲得しているようなので、胃に感染しているピロリ菌がある期間クラリスロマイシンの投与を受けることで耐性化することがあるようです。

したがって、除菌が成功しない場合、その失敗の原因の多くがピロリ菌の耐性化によるものと考えられています。マクロライド系抗生剤の使用量の増大に伴って耐性菌が増えてきていますが、ある一つのマクロライド系の薬で耐性化を起こした場合、他のマクロライド系の薬も効かなくなることがあるので、注意が必要でしょう。

除菌治療にとってもう一つの重要な抗生剤はペニシリン系のアモキシシリンですが、幸いなことにピロリ菌の場合はペニシリン系抗生剤の耐性獲得が生じにくいようで、その耐性菌の割合は二～三％程度と低く、今のところ年々増加しているというほどの変化は認められていません。このため、マクロライド系の抗生物質が無効な場合には、プロトンポンプ阻害剤とアモキシシリンの二剤で治療することもあります。ただし、除菌を成功させるために内服量を増量したり内服日数を増やしたりするといった工夫をすることもあります。

◇抗菌剤と抗生物質◇

一般に「抗菌剤」とは、微生物の生育を抑える物質全体をいいます。したがって日用品として使われている防腐剤や殺菌剤なども含められます。抗菌効果や抗菌作用を謳《うた》ったさまざまな製品を目にすることも多いことでしょう。

医薬品での「抗菌剤」は、通常、「細菌などの微生物の生育を抑制する薬剤」と考えられます。

一方の「抗生物質」は、「微生物によって生産され、他の微生物の生育を抑制する物質」と定義されています。イギリスのフレミングがアオカビから発見したペニシリンが最初の抗生物質です。

細菌感染症の治療に用いられる「抗菌剤」には、微生物によってつくられるペニシリン系などの「抗生物質」と、化学合成によってつくられるキノロン系などの「合成抗菌剤」があります。

実際上は、多くの抗菌剤が微生物によってつくられた抗生物質なので、合成抗菌剤も含めて抗生物質と呼ばれることがあるようですが、言葉の定義からは化学合成した抗菌剤は抗生物質ではないことになります。

除菌治療の成否の確認が重要

除菌の成否を確認することはたいへん重要です。除菌成功の確認検査をしておかないと、除菌後に菌が確認された場合に、それが再感染なのか、あるいは除菌が成功していなかったのかを判断できません。

除菌が不成功の場合には、胃・十二指腸潰瘍の再発抑制効果を期待できないので、成功するまで除菌治療を受けるのが望ましいとされています。逆に、一度除菌が成功すれば、通常は除菌治療を繰り返す必要はありません。というのは、除菌の成功が確認された人で再感染することはきわめて少ないとされているからです。もともと、現在の日本のような衛生的な環境では、大量のピロリ菌が胃に入るようなことは考えにくく、成人が新たにピロリ菌に感染することは稀となっています。したがって、除菌が成功していれば、通常はその後も菌のいない状態が維持されると思われます。

現在の健康保険上、菌の存在の診断と除菌の確認の検査は、それぞれ一種類が原則なので、何種類もの検査を受けるのは難しいことです。それゆえ、できるだけ信憑性《しんぴょうせい》の高い方法を選ぶ必要があります。現在、最も多く用いられている検査は「尿素呼気試験」です。また、最近保険適応となった「便中抗原」の測定も、これに準じて精度が高いとされています。

血液による抗体検査では、六カ月以上空けて同じ方法で抗体価を比較することで判断します。抗体価が十分に下がっている場合や陰性化している場合は明確に判断できますが、それ以外の場合には迷うところです。内視鏡を用いた方法で判断する場合は、一個の検体でピロリ菌が完全にいないとは判断しにくいので、なるべく複数のサンプルを採取して確認する必要があります。

ピロリ菌の薬剤耐性への対策

当初、前述のように、約九〇パーセントの除菌成功率がありましたが、その後の調査では年々除菌成功率は低下しているようで、現在では七〇~八〇パーセント程度の成績が多くなっています。保険適応となってから、毎年、除菌治療の成績を調査したものがありますが、首都圏一二施設の共同研究の成績では、二〇〇四年には七三・九%と低下していました。特にクラリスロマイシンはピロリ菌に効きにくくなっており、耐性菌を調べた成績では、一九九八年に八・五%であったのが、同じ地域で二〇〇四年には一五・八%と倍増していたという報告もあります。

初回の除菌治療の際にきちんと内服したのに失敗した場合、クラリスロマイシンをメトロニダゾールに入れ替えて再除菌することで成功することが多いと報告されています。組み合わせを変えた再除菌の成功率は約九〇％以上です。メトロニダゾールは、もともと原虫や嫌気性菌の感染症に対して有効な合成抗菌剤です。この薬自体は、臨床的に五〇年以上使われてきた歴史があり、トリコモナス症、赤痢《せきり》アメーバ症、ランブル鞭毛虫《べんもうちゅう》症、嫌気性菌感染症、偽膜性大腸炎などで臨床的に使われる薬です。日本の健康保険の適応疾患は膣トリコモナス症に限られていますが、世界的には繁用されており、これに伴って発展途上国では六〇〜八〇％、先進国でも一〇〜五〇％程度の耐性菌が報告されています。一方、日本では適応疾患の制限のため、耐性菌は二〜三％ときわめて低頻度です。

除菌治療の副作用

除菌治療によって生じる副作用もありますが、軽度のものが多く、内服を中止する必要のあるものは一％程度なので、多くの人にとって受け入れやすい治療法だと思います。

具体的な副作用としては、二種類の抗生剤の内服によって正常な腸内細菌叢《そう》が影響を受けるために、二〇〜三〇％に軟便や下痢が起こるとされています。軽度の場合には、内服を継続しても問題ないようです。しかし稀に、高度の下痢や、便に出血を伴うような腸炎を起こすことがあります。このような症状の強い場合には、医師との相談が必要です。

対策としては、整腸作用のある乳製品や乳酸菌飲料などを積極的にとることや、整腸剤を併用する方法があります。また、クラリスロマイシンの内服中は口に苦味を感じることがありますが、内服が終了すれば元に戻ります。

薬疹が出る場合や、気分が悪くなるような場合には薬のアレルギーの可能性があるので、すぐに医師に連絡し、中止するかどうかを相談してください。

このほか、口内炎、腹部不快、肝障害などが、わずかながら起こりうる副作用です。高度の下痢以外で注意が必要なものとしては、きわめて稀なものですが、これまでに白血球減少、血小板減少、高度の薬疹、黄疸《おうだん》などについての報告があります。

ところで、再除菌で用いられるメトロダニゾールには、マウスで肺腫瘍、リンパ腫が出現しており、発癌性の懸念があります。米国の調査では、投与症例について癌の発生が有意に上昇することは確認できませんでしたが、高用量（全量で二七五～七二〇g）を投与した患者については、乳癌と胆管癌を認めた症例の報告があります。

メトロニダゾールを一日五〇〇～七五〇㎎を一週間使用することで発癌性が問題になる可能性はきわめて低いと思われますが、慎重に使用することが望ましい薬です。なお、内服期間中はアルコールに悪酔いすることが知られており、禁酒が必要とされています。

6 初回除菌に失敗したときの治療

二回目以降は別の組み合わせを選択する

初回の除菌で失敗したときに、同じ組み合わせの処方で二回目の除菌治療を行なっても、その際の成功率は五〇％以下と低くなります。薬をきちんと内服していない場合などではもう一度繰り返すことに意味があるかもしれませんが、二回目以降は成績が悪くなることを考えると、初回からきちんと内服することが重要です。

きちんと内服して除菌に失敗した場合でも、異なる薬の組み合わせの再除菌を試みる価値があります。ただし、このような場合は健康保険の適応外となるので、費用を全額自己負担する必要があります。

具体的な再除菌の方法

現在、ヘリコバクター学会で推奨している再除菌法は、

●プロトンポンプ阻害剤倍量＋アモキシシリン一五〇〇mg＋メトロニダゾール五〇〇mg

という処方です。これらは一日量であり、朝・夕二回に分けて食後に内服します。

この処方での成功率は、二次除菌でも九〇％以上です。なお、メトロニダゾールの量を七五〇mgにする場合もあります。

このほか、日数を七日より長くする方法、プロトンポンプ阻害剤とアモキシシリンの二剤の処方にして、それぞれをさらに増量する方法、テトラサイクリン系薬剤を入れる処方、ニューキノロン系薬剤を入れる処方など、多数の除菌治療法が報告されています。なお、国外では、日本では認可されていないビスマス製剤も普及しています。

再除菌も失敗した場合

もし、組み合わせを変えた再除菌治療でも不成功の場合には、例外的ですが三回目、四回目の除菌治療を行なうことがあります。このような場合には、患者さんの胃粘膜からピロリ菌を採取して薬剤感受性試験を行なって治療戦略を練り直す必要があります。

これは、ピロリ菌と各種の抗生剤を反応させ、どの抗生剤に効力があるのかを確かめる試験です。これによって有効な薬剤を確認してから薬の組み合わせを決めるので、除菌の成功率は高くなります。

初めから薬剤感受性試験を行なわないのは、内視鏡で胃粘膜または粘液を採取して培養検査と薬剤感受性試験を実施することになると、費用と手間と時間が倍以上かかってしまうからです。再除菌も失敗するのは、除菌治療全体の一〜二%程度の例外的なケースです。その後、処方を工夫して三回目、四回目の除菌治療をしても成功率は高くないので、多少手間がかかっても、薬剤感受性試験でピロリ菌の性質をよく見極めてから治療に当たる必要があります。

7 除菌治療後の注意

除菌によって潰瘍は治癒する

もともと「潰瘍」による症状があった人は、潰瘍が治癒することで症状が改善します。しかし、ピロリ菌の感染は自覚することが困難なので、除菌しても症状はあまり変わらないのが普通です。それでも多くの人は、除菌できたことを知ると、「胃の調子がよくなった」と言います。

実際、胃の機能や胃酸分泌能が多少改善することが知られています。なかには食欲が出て太る人もいます。「慢性胃炎」が改善することで、自覚的にもよくなるのかもしれません。ただし、「自覚症状の改善」については客観的な評価が難しいこともあって、医学的な確認はまだきちんとできていない状態です。

中高年者は除菌後も定期的な胃の検診を

胃癌の発生が減少すると期待されるとはいえ、なくなるわけではありません。もともと数十年間も感染状態が続いていた中高年者は胃癌になるリスクが高いので、除菌後も定期的に胃の検査を受けることが重要です。

それ以外に、除菌をしたことで日常生活において特に気をつけるべきことはありません。食欲が増進して、食べ過ぎに注意することくらいでしょう。

前述したように、幸いにも再感染は年率一％程度ときわめて低いことが知られています。これは現在の日本の生活環境において感染が減少していることと、成人では感染が容易には成立しにくいためと考えられています。

もちろん再感染の可能性はゼロではありませんので、もしも潰瘍の再発が疑われるような症状がある場合には、ピロリ菌の感染状態や内視鏡などの検査で原因を追求しておくことが重要です。

除菌後に稀に胸やけが起こることがある

逆に、除菌後に不快感が出現するケースが数パーセントあります。特に高齢者などで胃の入口が緩んでいる場合には、除菌前よりも強い胃酸が逆流して、胸やけなどが起こることがあるようです。これを胃食道逆流症または逆流性食道炎といいますが、胃酸を抑える治療は薬で容易に可能なので、過大に心配することはないと思われます。

除菌後に何らかの症状が出現した場合には、その原因を検索するために胃の検査を受ける必要があります。潰瘍の再発はないか、胃食道逆流症はないか、これまで気づかなかった病気はないかなど、きちんと原因を確認しておきましょう。

多くの場合、除菌後の内視鏡検査では胃粘膜のびらんや発赤は改善しています。しかし、逆に胃や十二指腸に軽微なびらんが出現するケースもあるのです。

◇抗菌剤の種類◇

抗菌剤はきわめて多くのものが開発され、使用されています。その構造によって分類すると、抗生物質ではペニシリン系、セフェム系、モノバクタム系、カルバペネム系、アミノ配糖体系、マクロライド系、テトラサイクリン系、合成抗菌剤としてはサルファ剤、キノロン系があります。

細菌に対する作用を大別すると、細菌を死滅させる「殺菌」的に働くものと、細菌増殖を抑制または阻止する「静菌」的に働くものに分けられます。殺菌性抗菌剤には、ペニシリン系、セフェム系、モノバクタム系、カルバペネム系、アミノ配糖体系、キノロン系が該当し、静菌性抗菌剤には、マクロライド系、テトラサイクリン系などが該当します。

作用機序では、ペニシリン系、セフェム系、モノバクタム系、カルバペネム系は、細菌の細胞壁合成を阻害し、アミノ配糖体系、マクロライド系、テトラサイクリン系はタンパク合成を阻害し、キノロン系はDNA 複製を阻害し、サルファ剤は葉酸合成を阻害します。

また、抗菌薬の製剤としては、静脈注射するもの、内服投与するもの、皮膚科・耳鼻科・眼科用の薬として局所投与するものなど、さまざまな形態のものがあらゆる臨床科で用いられています。

8 ヘリコバクター・ピロリ感染の診断・治療のガイドライン

「診断・治療のガイドライン」は、外来での実際の診療を大きく左右するもので、患者さんがどこでも安心して医療を受けられるようにするための拠《よ》り所となります。一方で、医学の進歩を取り込み、アップデートな内容としていく努力が必要であり、書かれている内容には理論的な根拠も求められます。

ヘリコバクター・ピロリ感染の診断と治療ガイドラインは、二〇〇〇年に日本ヘリコバクター学会によって作成され、その後厚生労働省はこのガイドラインに則って健康保険の適応を定めました。

その後、最新の診断・治療法について実際利用可能になったものが出てきたことで、改訂が必要でした。ガイドラインの除菌治療で不成功な場合についての配慮も必要になってきました。除菌治療が不成功だった人に対して薬の組み合わせを変えて行なう二次除菌治療法は、現行の健康保険制度では認められていませんが、最新の医学的な論文の根拠を取り入れて、二〇〇三年のガイドライン改訂の際に補足されています。これは、日本の保険制度上の制約に配慮しつつも、実際の医療で必要に迫られている状況について言及したもので、処方する医師、治療を受ける患者の双方にとっての拠り所として、保険制度と現場との溝を埋める役割を果たすものと考えられます。また、このガイドラインの改定を受けて、二次除菌や適応疾患の拡大については、日本で改めて治験を行なうことなしに厚生労働省が保険適応を認める動きもあるようなので、注目されます。

以下に、「ヘリコバクター・ピロリ感染の診断・治療のガイドライン」の概略を紹介しておきます。本来のガイドラインには解説や補足事項、文献などが含まれています（その内容の一部は本書の本文でも触れています）。なお、その後の研究の進歩によって、さらなる修正が望まれる部分もすでに出てきています。

ヘリコバクター・ピロリ感染の診断と治療のガイドラインの概要（二〇〇三年改訂版）

Ｉ　ヘリコバクター・ピロリ除菌治療の適応疾患

除菌治療が勧められる疾患

(1)胃潰瘍、十二指腸潰瘍

(2)胃ＭＡＬＴリンパ腫

除菌治療が望ましい疾患
(1)早期胃癌に対する内視鏡的粘膜切除術後胃
(2)萎縮性胃炎
(3)胃過形成性ポリープ
除菌治療の意義が検討されている疾患
(1)NUD（Non-ulcer dyspepsia）
(2)胃食道逆流症
(3)消化管以外の疾患

Ⅱ　ヘリコバクター・ピロリ感染診断と除菌判定
(1)感染診断は除菌治療を前提として行われるべきである
(2)感染の診断は複数あるが、それぞれの特徴を理解し選択して行なう（複数のほうが精度は高くなる）
(3)除菌判定は除菌治療薬中止後四週以降に行う
(4)検査法
内視鏡による生検組織を必要とする方法

①迅速ウレアーゼ試験　②鏡検法　③培養法

内視鏡によらない検査法

①尿素呼気試験　②ピロリ菌抗体測定（血液・尿など）　③便中ピロリ抗原測定

なお、ガイドラインに出てきたＮＵＤという疾患は、潰瘍ではないが、持続あるいは再発する上腹部の痛みや不快感のある状態で、便通異常とは関連のない状態をいいます。

第5章

胃と食事・生活習慣

1 胃の病気と食事の関係

朝食抜きはなぜ悪い？

かつて、胃潰瘍や十二指腸潰瘍の食事療法については詳しくて細かい指導がなされ、それだけで一冊の本が書かれるほどでした。しかし、最近は少し状況が違ってきました。胃の病気の本態がわかるようになり、適確な診断と治療によって胃の健康を保つことが可能となったからです。その結果、厳しい食事制限をする意義が薄れてきました。といっても、決して食事療法の意義がなくなったわけではありません。ここでは、医学的な意義を考えながら、胃の病気と食事の関係について検討してみましょう。

最近では、胃酸の濃度を持続的に計測する検査（pHモニター検査）により、食事を含め昼夜を通して胃内の酸性の度合いを知ることができます。これによると、胃酸濃度が高くなるのは食事の前の空腹時であり、特に空腹状態の続く夜間には、通常、胃内は強酸性となっています。このため「潰瘍は夜つくられる」といわれるくらいです。

朝食を抜くと強酸性の状態が続くわけですから、「規則的に食事をとる」ことは胃の環境にとって必要なことです。たとえば、牛乳は胃酸を和らげて粘膜を保護する作用があるので、胃潰瘍や十二指腸潰瘍の患者さんが痛みを和らげるために飲むことがありますが、朝食をとれない場合に一杯の牛乳を飲むことも、それなりの意味があるわけです。

◇pH モニター検査◇

食道や胃など、目的とする部位での pH を測定する検査です。食事や飲水、睡眠など、さまざまな日常的な活動における日内変動を観察するときは、24 時間続けて記録するので「24 時間 pH モニター」ということもあります。

実際の方法は、鼻から pH 電極のついた細い管を目的の部位に挿入し、留置して記録を続けます。測定時間中は細い管が入っていることで、かつては多少の不快感があるという問題がありましたが、最近は電極部分が小型化し、食道や胃に留置して無線で記録をとる機器も開発されています。胃内の pH はどの程度か、胃酸が食道側へ逆流しているかどうか、逆流している場合はどの程度逆流しているのか、それはいつ生じているのか、といったことを調べられる、有用な検査です。

胃内の pH は、ピロリ菌感染がなく、胃粘膜に萎縮がない健常者では pH3 以上に上がることがないほど、常に酸性が保たれています。また、食道下部に胃酸が逆流しない健常者では、食道側で pH を測定したとき、pH4 より低くなる酸性度の強い時間帯は、全体の 4% 以下とされています。

タバコの弊害は明らか！

喫煙は発癌作用や動脈硬化の促進など、有害なことが知られています。ニコチンには血管を収縮させて血流が悪化する作用があるため、胃潰瘍・十二指腸潰瘍の患者さんの治癒を妨げます。実際、喫煙者は潰瘍になるリスクが高く、再発も多いとされています。

タバコの煙に含まれている各種有害物質（タール、ニコチン、一酸化炭素、ニトロソアミンなど）は、血流障害や粘膜障害、癌などを引き起こすこともあるので、タバコは胃にとっても弊害の多い悪い習慣です。胃や十二指腸の健康を保つためにも、癌や動脈硬化の予防のためにも、ぜひとも禁煙が望まれます。

二〇〇六年春から、タバコを止めることのできないニコチン依存症に対する禁煙の治療が健康保険の適応となる見込みです。禁煙することで数多くの病気の発生が予防できるなら、国民の健康増進にとってよいことは明らかで、結果として健康保険財政のうえでも有益だという計算もあります。

「禁煙のためのクスリ」も注目を集めているようですが、これは禁煙実施に向けた補助手段として、ニコチンをタバコ以外のガムやパッチ（皮膚に貼る薬）で置換する治療薬です。ニコチンの摂取量を徐々に減量して最終的にニコチン摂取を止めることを目的としています。

この療法を受けながらタバコを吸い続けると、逆にニコチンの摂取量が増えてしまい、有害なうえに医療費も無駄になるわけです。この点、誤解のないようにしたいものです。

アルコールとの付き合い方

濃度の高いアルコールが特に空腹時に胃に入った場合は、胃粘膜障害を起こすことが知られています。また、大酒飲みはアルコールによる刺激のために食道癌のリスクが高まるというデータもあります。長年の大量飲酒は、肝臓への負担が危惧されるばかりでなく、慢性的な消化管の粘膜障害を起こすことにつながります。

しかし、食前酒などで「少量のアルコール」を飲むことは、食事をおいしくいただく意味で必ずしも悪いことではありません。少量に限った場合や常習的な飲酒でない場合は、タバコのように病気を悪化させるというデータはありません。もちろん、飲酒量が多くなれば肝臓に負担がかかり、悪影響があるので、アルコールの量は一日に日本酒なら一合（約一八〇㎖）程度にとどめましょう。アルコール量で換算すると、焼酎はアルコールが一・五倍濃いので日本酒の三分の二にする必要があります。ビールなら大ビン一本、ウイスキーならダブルの水割り一杯程度になります。

カフェインの影響

カフェインの多い濃いコーヒーは胃酸分泌を刺激するので、空腹時に濃いコーヒーを飲むことや、その量が多すぎると、少し問題になります。コーヒーに限らず、紅茶や緑茶にもカフェインが含まれているので、コーヒーだけが特に悪いということではありません。

カフェインには、胃酸の分泌を刺激すること以外に、覚醒作用、利尿作用、運動能力向上、基礎代謝促進など、さまざまな作用があります。適度の摂取ならばよい効果を期待できるので、悪いことばかりではありません。ただし、脳梗塞や心筋梗塞で処方されるワーファリンという血液を固まりにくくする薬や、アロプリノールという痛風や高尿酸血症の治療薬は、カフェインで作用が弱まることがあるので注意してください。逆に、一部の抗菌剤（ニューキノロン系のシプロキサシン、セフェム系のセフトリアキソンなど）では、薬やカフェインの作用を増強する相互作用があるので、これについても注意が必要です。

また、後述するように、嗜好飲料の中にはピロリ菌に対する抑制効果を期待できるものもあります。コーヒーについて検討された成績では、通常の飲み方で期待するのは難しいようでしたが、ココアの遊離脂肪酸は殺菌効果が報告されており、緑茶のカテキンにも菌を抑制する働きが注目されています。

「ストレス」は過大評価されていた？

昔から、よく「ストレスで潰瘍になる」といわれてきました。実際、肉体的・精神的なストレスは胃粘膜血流を低下させるといわれ、胃を防御している粘液も減少させることが知られています。さらに、胃酸を増加させることもあるようです。ストレスによる何らかの影響はあるのかもしれません。

しかし、潰瘍を繰り返していた人が除菌治療で再発リスクが激減する事実や、ピロリ菌感染がなく、消炎鎮痛剤も使っていない人では、通常の胃・十二指腸潰瘍が稀であることを考慮すると、どうも従来の考えほど「ストレス」の影響力は大きくなさそうです。

食事内容についての注意

最近では刺激の強い「激辛食品」がいろいろありますが、刺激の強い香辛料は直接的に粘膜を傷害する可能性があることを知っておいてください。辛いものや味の濃いものなどは胃酸の分泌を促進するので、空腹時にそういうものだけを食べると急性胃炎や胃潰瘍を起こすことがあります。

かつて、「食塩の摂取量は胃癌の頻度と関係する」と取りざたされたことがありましたが、食塩のとりすぎが癌につながる重要な因子かどうかは解明されていません。したがって、「味付けは適度にすべきだ」という意味でとらえておくとよいでしょう。

なお、きわめて稀なことですが、柿ばかりを多食すると胃内に「胃石」ができることが報告されています。これはシブオールという成分が胃酸で不溶性になって凝固するためです。柿以外では、セロリやタマネギばかりを大量に食べていると、それらに含まれている成分で胃石ができることがあるとされています。これを植物胃石といいます。ただし常識的な食事をしている限りにおいては非常に稀なことです。また、毛髪胃石といって、毛髪を飲み込む習癖のある人に胃石ができることがあります。この場合には精神科的なケアが必要かもしれません。いずれにしても、食生活が片寄らないことが肝要です。

胃の手術を受けた人や糖尿病の人の注意

胃を手術すると胃の動きが悪くなり、残った胃に食べ物がたまりやすくなることがあります。また、糖尿病の人は自律神経が障害されて胃の動きが悪くなり、食べ物が停滞する時間が長くなることがあります。胃で消化しにくい大きなものや固いものはよく噛み砕く必要があります。長い繊維の多いものも胃に停滞しやすいので注意が必要です。

具体的には、大きな肉のかたまり、イカ、タコ、貝類、タケノコやワラビなどの山菜類、ゴボウやセロリ、キャベツなどの野菜類は、消化がよくなるように少しずつよく噛んで食べましょう。そのためには、日ごろからよく歯を磨いて歯の健康を保つことが、胃にもやさしいことにつながります。

2 食品で癌の予防効果が期待できるか

WHOとFAOによる「食生活・栄養と慢性疾患の予防」

二〇〇三年に世界保健機構（WHO World Health Organization）と国連食糧農業機関（FAO Food and Agriculture Organization of the United Nations）が共同して、「食生活・栄養と慢性疾患の予防」という報告書を発表しました。この中で慢性疾患と食品や生活習慣、運動などとの関係についての検討を行なっています。そのうち、癌との関係についてのこの報告書の評価は次ページの表5・1の通りです。

胃癌について「確実に」リスクを上昇させる、あるいは低下させると判断されたものはありませんでした。一方、「おそらく確実に」リスクを下げる要因として、果物と野菜があげ

表５・１　食生活の要因と癌の関係についての WHO・FAO の報告書
(2003 年)

	リスク低下	リスク上昇
確実	運動（結腸）	肥満（食道・大腸・乳房・子宮体部・腎臓） アルコール（口腔・咽頭・食道・肝臓・乳房） アフラトキシン（カビ毒の一種）(肝) 塩漬け魚（鼻咽頭）
おそらく確実	運動（乳房） 野菜と果物（口腔・食道・胃・大腸）	加工肉（大腸） 塩分と塩漬け食品（胃） 熱い飲食物（口腔・咽頭・食道）
可能性にとどまる / 根拠不十分	食物繊維、大豆 魚類、n-3 脂肪酸 カロチノイド ビタミン B_2、B_6、B_{12}、C、D、E 葉酸、カルシウム、亜鉛、セレン、非栄養性植物機能成分、(含硫黄化合物、フラボノイド、イソフラボン、リグナンなど)	動物性脂肪 多環芳香族炭水化物 ニトロサミン

られています。逆に、「おそらく確実に」リスクを上げる要因として、「塩分と塩漬け食品」が指摘されています。また、カロチノイド、フラボノイド（緑茶カテキン）などについては、リスクを下げる可能性はあるものの、まだ十分な根拠がないと判断されています。今後さらに研究が進むことで、リスクとの関連が明らかになることが期待されます。

このような調査や研究は、大規模で長期間にわたり、かつ調査が正確であるほど信頼性が高まりますが、実際には、これらをすべて満たすことは難しいことです。そのため相反する結果が出たりすることもあり、現状では「確実に」リスクを低下させる食事内容で明らかなものはない段階です。しかし、野菜と果物については、「摂取が少ないと胃癌のリスクが上昇する」という検討結果があるので、摂取が少ないことは望ましくないと考えられます。大量でなくても適度に摂取することは勧められるでしょう。

食べ物や飲み物によるピロリ菌対策

「胃に棲みついている細菌なのだから食べ物や飲み物で直接治療できないか」と考える読者もいることでしょう。実際に効果が期待できるものもあります。ただし、試験管内でピロリ菌と接触した場合に効果があるものが、すぐに有効なものとなるわけではありません。食物として胃に入る場合、胃粘膜の表面や胃粘液内にはびこっているピロリ菌に接触しにくかったり、胃の動きのために十分な時間、接触できなかったりすることが考えられるからです。

現在、食品などによるピロリ菌の減少を確かめる方法としては、尿素呼気試験または便中抗原が用いられています。第4章で述べたように、これらの検査は菌の存在を確かめるよい方法です。また、その結果の数字が菌量をある程度反映する半定量的な検査でもあるとされています。

現状では、食品によっては「菌の減少」までは起こるものがありますが、薬物療法のように完全な「除菌」には至らないことが多いようです。したがって、これから紹介するものについて効果を過大に期待しないほうがよいでしょう。本当に除菌治療が必要な人は、通常の薬物治療を行なうほうが有効です。

最近よく耳にするプロバイオティクスとは

プロバイオティクス（probiotics）は、ヒトと共生関係にある腸内細菌など、ヒトにとって有益な作用を持つ微生物、またはその微生物の産生物です。抗生物質という意味のアンチバイオティクス（antibiotics）に対比する言葉です。anti-という接頭語が「抗する」という意味であるのに対して、pro-という接頭語は「促進する」という意味があります。

腸内細菌はヒトと共生しているものであり、摂取しても安全であり、整腸作用などの有用性があり、食品などの形による摂取が可能という特性があります。抗生物質は、細菌に対する効力がより強力な場合がある一方で、思わぬ副作用を生じたり耐性菌が出てきたりする問題がありますが、プロバイオティクスは安全性の面で特に有利なため、期待を持って注目されています。

多くの種類がある乳酸菌の中から、ピロリ菌に対する作用があって胃酸のある環境でも生存可能なものが研究されてきました。ピロリ菌に対して抑制的に働く乳酸菌（乳酸菌ＬＧ21株）があることがわかってきて、ＬＣ１という乳酸菌についても有用性が確認されています。

ヨーグルトでピロリ菌が減少

東海大学の古賀らの報告によると、ピロリ菌に感染していることがわかっている人たちに二四週間にわたって乳酸菌ＬＧ21を含有したヨーグルトを摂取してもらったところ、ピロリ菌がほぼ一〇分の一ないし一〇〇分一程度に減少することを示唆する所見が得られたということです。この報告では、同時にペプシノーゲンを胃炎の指標として観察した結果、胃炎が改善していることも示されたとしています。つまり、ヨーグルトを食べ続けることでピロリ菌が減少し、胃炎が多少改善することが示唆されたのです。

しかし、これだけで完全な除菌を期待することは難しいようです。実際の除菌成績、費用対効果などを含めて判断すると、薬剤による一週間の除菌治療のほうが有効性は高いといえます。ただし、除菌治療が受けられない場合や除菌治療が不成功に終わった場合の次善策として用いる意義はあるでしょう。また、薬剤の副作用などで除菌ができない場合には、特に有用でしょう。

ブロッコリーの効果

二〇〇二年の米国国立科学紀要誌に、ブロッコリーの抗ピロリ菌作用に関する興味ある論文が掲載されていました。ファーヘイ（Fahey）らによって、ブロッコリーやその新芽に含まれるスルフォラファンにピロリ菌を抑制する作用があること、そして動物実験では胃の腫瘍の生成を阻害する作用もあることが報告されたのです。

スルフォラファンという物質は、アブラナ科の野菜に含まれる辛味成分であるイソチオシアナートの一つです。ただし、スルフォラファンという形で含まれているわけではなく、グ

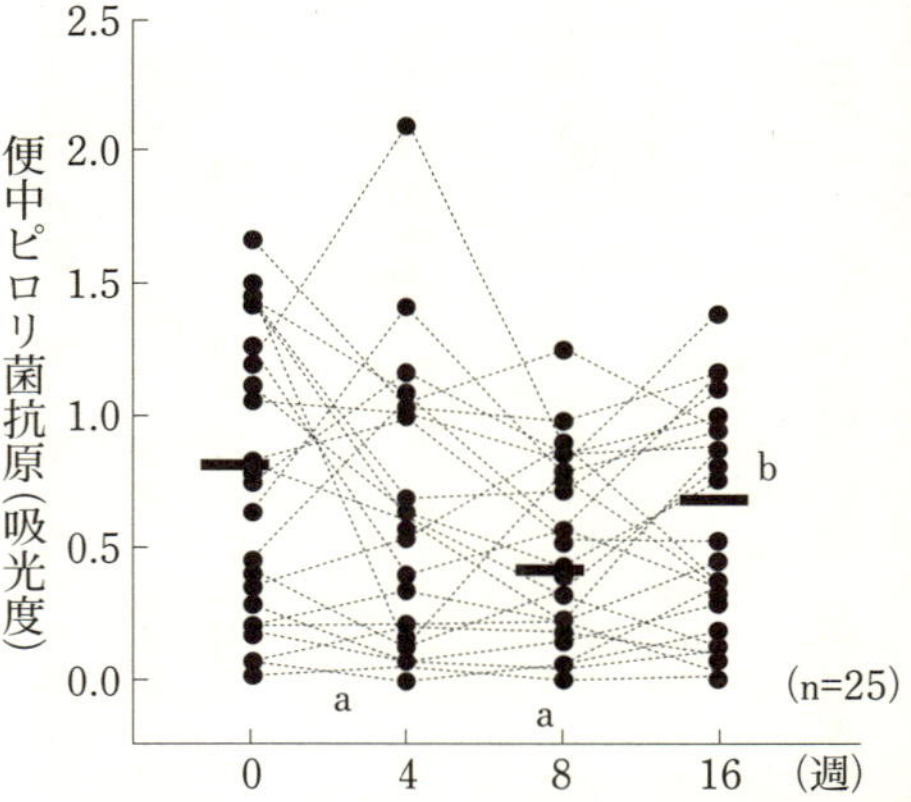

図５・１　ブロッコリーのピロリ菌抑制効果
出典：谷中ら，日本臨牀，63：582-586，2005

ルクロニファンという不活性型のスルフォラファンが、ブロッコリー自身の持つ酵素で反応して活性化されるとされています。最近、スルフォラファンは解毒作用、抗腫瘍作用、抗酸化作用などで脚光を浴びています。

筑波大学の谷中らは、二〇〇五年の日本消化管学会において、動物実験によってスルフォラファンがマウスのピロリ菌を減少させ、ピロリ菌による胃炎の進行を抑制する効果がみられたこと、さらにはヒトの感染者でもピロリ菌の抑制効果や胃炎の改善が示唆されたことを発表しました。

これは、通常の食事で摂取可能な量であったために期待されましたが、ピロリ菌を抑制する機序はまだ解明されておらず、胃ではなくて腸内に流出した菌を減少させているのかもしれないので、まだ過剰な期待はしないほうがよいでしょう。

ブロッコリーは、ピロリ菌に対する作用以外にも、ビタミンA、ビタミンB1、ビタミンB2、ビタミンCが豊富に含まれる緑色野菜であり、多くとってもカロリーなどはきわめて低く、食品として優れています。しかし、鮮度が落ちると栄養素が減少すること、加熱すると不活性型スルフォラファンを活性型に変換する酵素が破壊されることなど、素材や料理法に注意が必要です。ゆでると水溶性のビタミン類は煮汁に溶けるので、加熱するなら蒸すほうがよいとされています。腸内細菌が不活性型スルフォラファンを活性型に変えてくれますが、胃内ピロリ菌に対する作用はまだ検討が必要です。

ココアの効果

ココアに含まれているカカオFFA（FFAは遊離脂肪酸のこと）は、ピロリ菌に対する殺菌効果があることで注目されています。具体的にはリノール酸やオレイン酸などです。これらの遊離脂肪酸が細菌の細胞膜に直接作用し、菌を破壊して死滅させるというものです。試験管内では、通常飲用している程度の濃度のココアで殺菌効果が証明されています。

ヒトの胃の中では、ピロリ菌自体が胃の表面の細胞の粘液内にいることや、ココアが他の消化液で薄まることなどを考えると、ココアの効果が試験管内と同じように十分かどうかわ

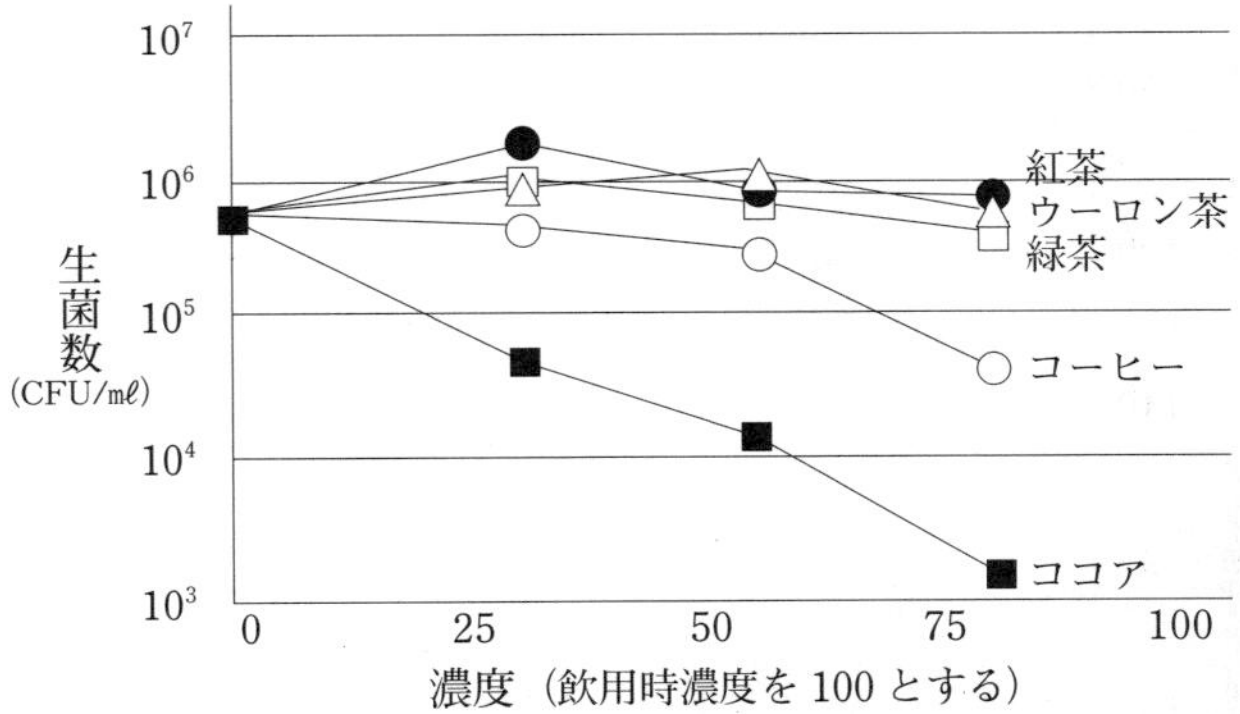

図５・２　各種飲み物のピロリ菌抑制効果
出典：Sato *et al.,* Progress in medicine, 19 : 1207–1213, 19

かりませんが、ヒトの感染者で菌の減少効果を示唆する報告があります。ただし、あくまでも菌の減少であって、通常の飲用方法で除菌を達成することは少ないと思われます。

その他の飲み物のコーヒー、緑茶、ウーロン茶、紅茶などと比較検討した結果では、ピロリ菌に対する効果はココアが優れているようです。緑茶については次に述べるようにそのカテキンの効果を示す報告があります。

カテキンの効果

緑茶に多く含まれるカテキンをカプセルによって投与した結果、一部で除菌できたという報告があります。静岡県立大学の小國らによると、一日にカテキン七〇〇㎎をピロリ菌

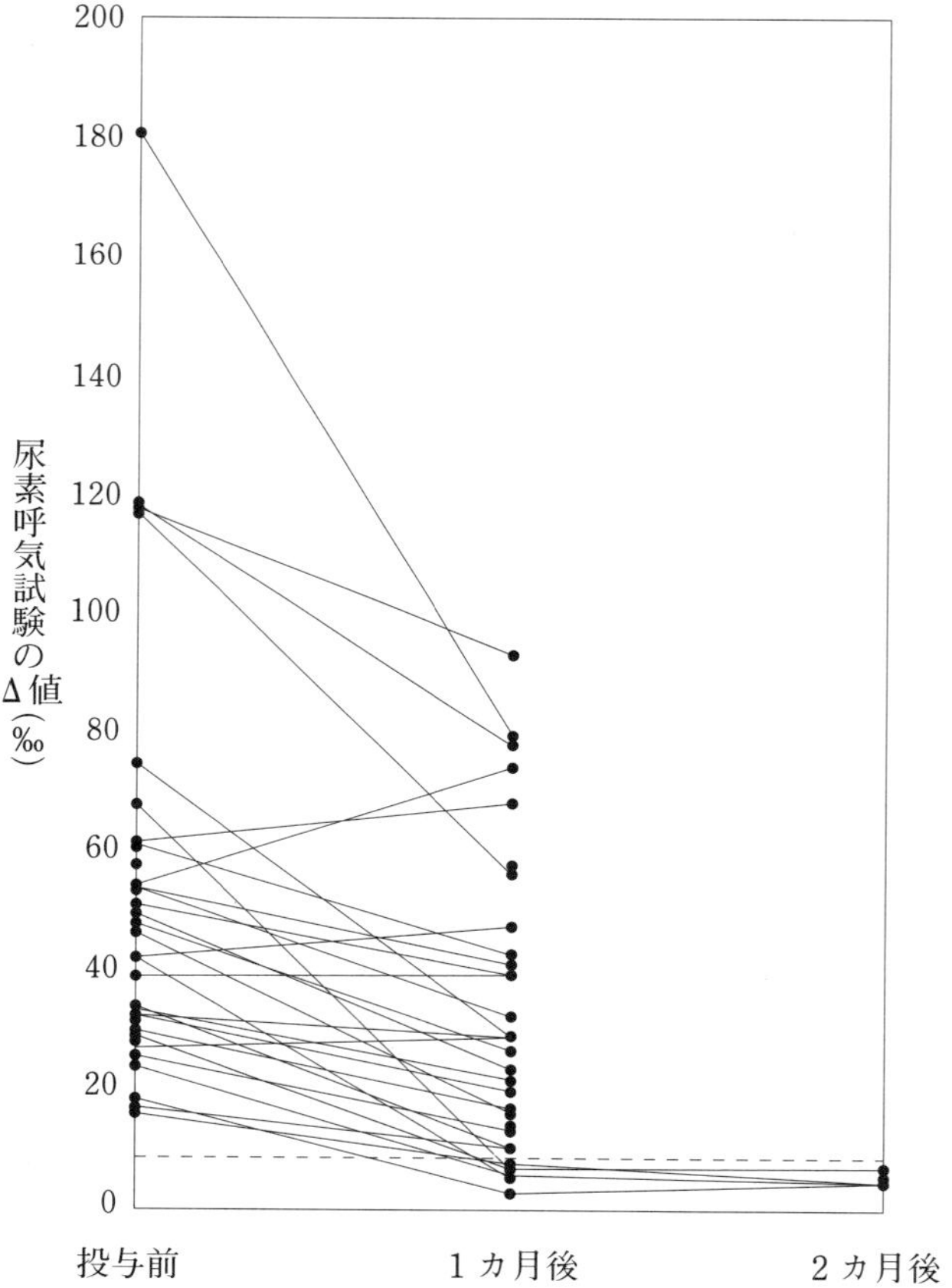

図5・3　カテキンによるピロリ菌抑制効果

出典：小國伊太郎，静岡県立大学短期大学研究紀要，14：77-88, 2000

注：尿素呼気試験のΔ値は、胃内のピロリ菌の量をある程度反映した数字で、2.5%未満であればピロリ菌はいないと判断されます。

感染者に一カ月間投与したところ、半数以上でピロリ菌の減少が示唆され、三四例中六例で除菌に成功したとのことです。この研究では初回判定から一カ月後にも除菌効果が再確認されているので、成功率は高くないものの除菌ができることがあるのは確実と考えられます。

緑茶については、その生産地で多飲されていること、その地域のピロリ菌感染率が低いこと、胃粘膜萎縮が高齢者でもあまり進んでいないこと、癌による死亡率が低いことなどを示すデータもあり、緑茶の機能が注目されています。

乳タンパク「ラクトフェリン」の効果

ラクトフェリンは牛乳の乳清から発見された糖タンパクで、鉄と強く結合する特性があります。乳汁以外にも、生体内で涙や唾液などの分泌液や白血球などに認められる物質です。食品である牛乳に含まれる成分であり、牛乳から分離製造する技術が発達したため、現在では大量に製造することができるようになっています。

現在、ラクトフェリンの生体における作用として微生物を抑制する作用をはじめ、抗炎症作用、免疫調節作用などが注目されています。ピロリ菌の培養に際してラクトフェリンの抗菌活性はピロリ菌にも及ぶことが確認され、動物実験やヒトへの投与試験も行なわれました。

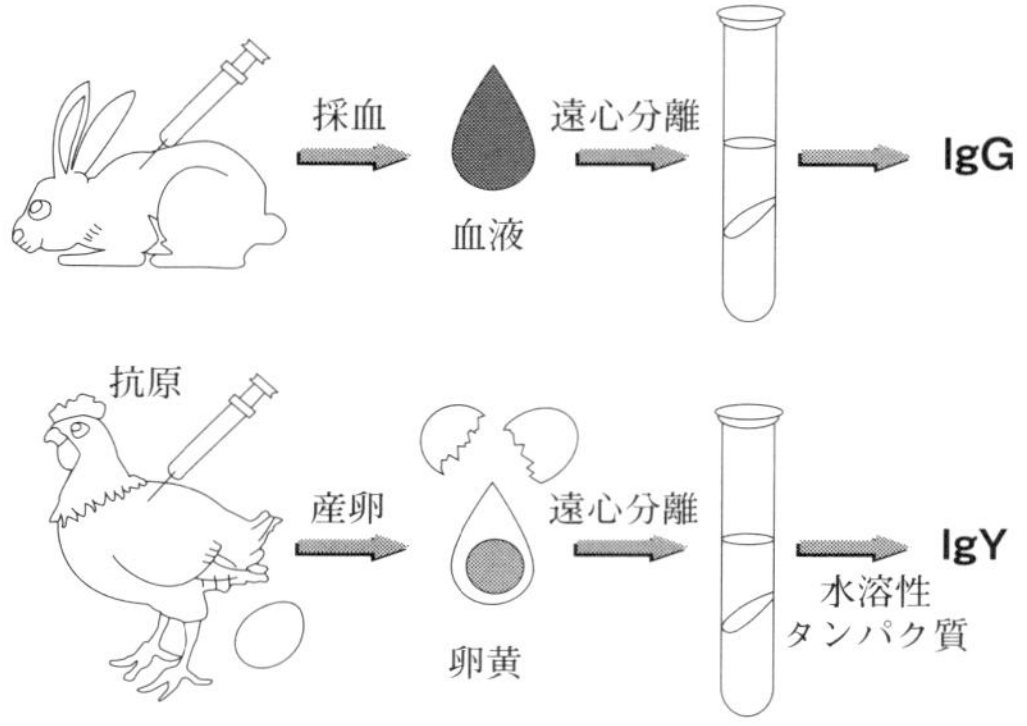

図５・４　ニワトリのIgYと哺乳類（ウサギ）のIgG
出典：山根ら,「抗ピロリ菌鶏卵抗体（IgY）の開発と食品への応用」食品と開発, Vol.38, No.11, 2003

ヒトに対して一日に牛ラクトフェリン〇・四gを八週間投与して尿素呼気試験をしたところ、菌量をある程度反映するΔ（デルタ）値の有意な低下が認められています。ラクトフェリン単独での除菌は困難なようですが、除菌治療に併用して除菌成功率が上昇したという報告もあります。今後の研究に期待したい成分といえます。

鶏卵による試み

プロバイオティクスではありませんが、ニワトリの卵を利用したユニークな研究も行なわれています。ニワトリは母親が獲得した血中の抗体を卵黄や卵白に移行させることが知られており、これを鶏卵抗体IgYといいます。Yは卵黄を意味する英語yolkの頭文字です。哺乳類で

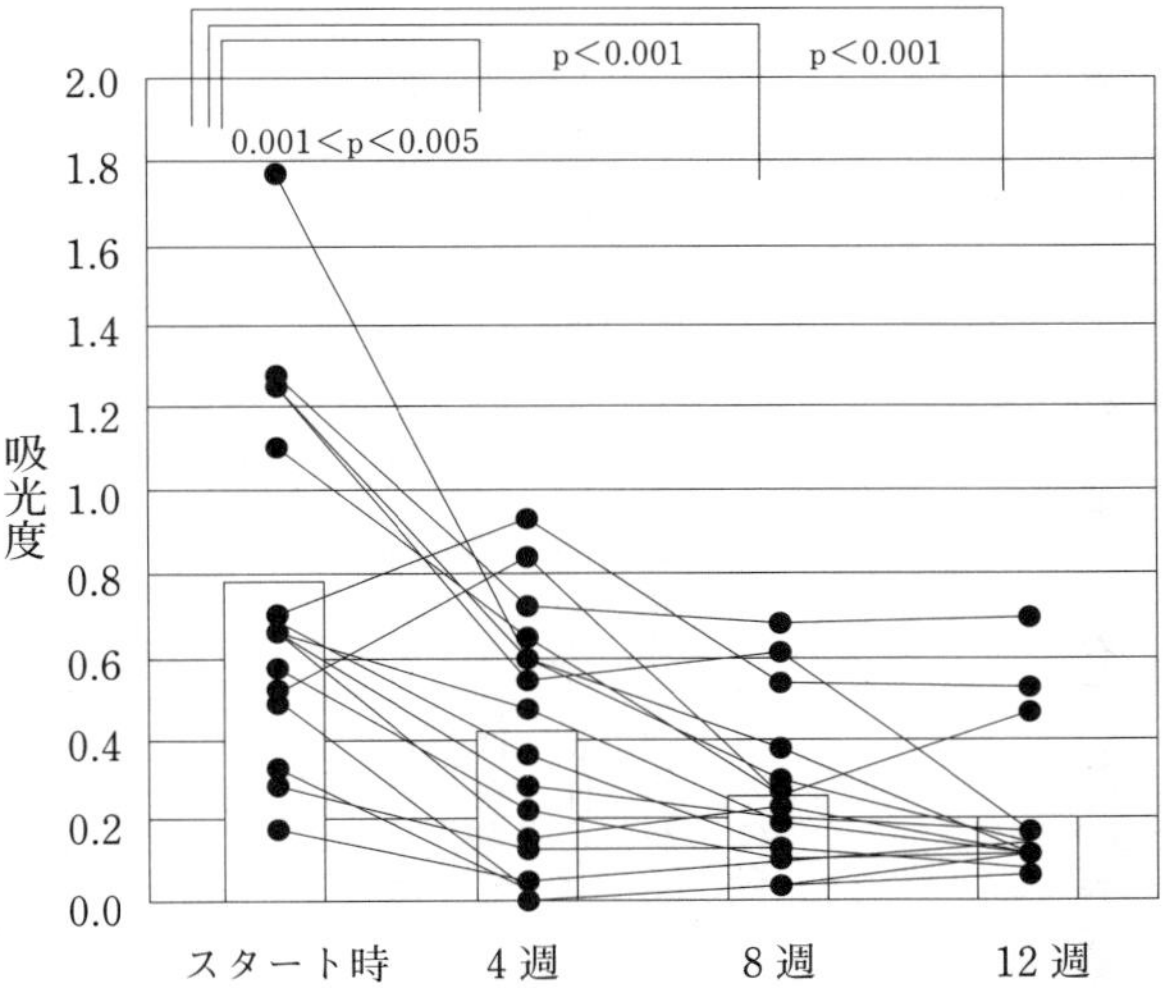

図５・５　ピロリ菌ウレアーゼ抗体の試験結果
出典：山根ら，「抗ピロリ菌鶏卵抗体（IgY）の開発と食品への応用」食品と開発，vol.38, No.11, 2003

は血清グロブリンの抗体IgGが胎盤を経由して新生児に移行します。

胎盤がなく卵で生まれる鳥類の卵に抗体があるのは合理的であり、当然と思われます。この点に注目し、食品として広く用いられている鶏卵を利用してピロリ菌を制御できないかと検討されています。ニワトリは大量飼育が行なわれており、疾病予防のワクチンなどのシステムも確立していて利用しやすいと考えられたのです。

ピロリ菌に対する抗体の研究で着目されたのが、ピロリ菌の持つウレアーゼでした。ウレアーゼは、ピロリ菌が胃粘膜細胞に接着する段階で重要な役割を果たしています。そこで、このウレアーゼを特異的に阻止することによってピロリ菌の胃内での活動を阻害できないかと考えて、ピロリ菌ウレアーゼ抗体が開発されたわけです。これが、抗ピロリ菌ウレアーゼ鶏卵抗体です。松下記念病院の山根らは、これを食品として摂取するための研究をしており、ヨーグルトに添加したものでの試験結果を報告しています。二gの抗体を添加したヨーグルトを一日二回摂取する試験では、経時的にピロリ菌の菌量が低下し、特に副作用もなかったといいます。この卵は、抗ピロリ菌鶏卵抗体を含む「胃も喜ぶ卵」として市販されています。

技術的にはニワトリに他の抗体を作らせることも可能だと思われるので、今後は食品素材の一つとしてこのような機能をもつ卵が注目されるでしょう。もちろん普通の卵ではいくら摂取してもこの効果はなく、ニワトリに免疫して抗体をつくらせたところがポイントです。

フコダインの効果

フコダインというのは、海藻に含まれる栄養素のひとつで、硫酸化多糖類（硫酸化フコースポリマー）の一種です。これは海藻の表面を覆っている「ぬめり」の主成分であり、モズクに特に多いようですが、ワカメ、コンブなどにも含まれます。フコダインで注目されているのは、抗腫瘍作用や免疫賦活作用についてです。

ピロリ菌との関係では、ピロリ菌の胃粘膜への接着を阻害する働きが示されています。通常、ピロリ菌は胃粘膜上皮の細胞表面にある糖鎖を認識して定着しますが、フコダインも類似した部分があるため、ピロリ菌がフコダインと結合して胃粘膜との接着を阻害するというものです。これは、ピロリ菌の抑制につながるかもしれませんが、これだけで除菌することは難しいと思われます。また、動物実験の段階で、フコダインの癌抑制効果を期待する報告もありますが、ヒトで確かめられたものはまだないようです。

その他の食品での研究

カゼインの重合物質であるＦＰ－10という乳タンパクに由来する物質にもピロリ菌の胃粘膜への接着を抑制する作用があることがわかり、研究されています。ヒトに投与すると、胃内のピロリ菌が減少するという報告もあります。

また、まだ予備的な成績しかありませんが、梅肉エキスの飲用でも胃のピロリ菌の減少効果を示唆するものがあり、今後こういった食品や食品由来の物質で臨床効果が期待できることが明らかになれば、除菌治療がうまくいかない例などでの代替手段になるかもしれません。

3 サプリメントの賢い利用法

サプリメントが必要なケース

サプリメント(supplement)は、一般的な名詞としては補助とか補給という意味ですが、食品に関していう場合は「栄養補助食品」という訳が使われています。不足している栄養素を補う食品という位置づけです。昨今はサプリメントが大流行りで、その市場規模は一兆円を超えたともいわれています。ブームだからといって、誰しもがサプリメントをとるべきなのでしょうか?

まず順序としては、食事で適正なバランスの栄養を取ることが大事です。そのうえで、本当に不足しているものがあるかどうかを見直してください。

今のような飽食の時代においては、むしろ過剰なものを見直すことが重要です。食べ過ぎから肥満、高脂血症、高血糖などの病気を起こしている場合は特に、食生活の正常化が必要でしょう。また、喫煙者にとっては、禁煙するほうが、サプリメントをとるよりも効果があるはずです。

サプリメントが有効と思われる状況は、たとえばダイエットでカロリーを抑える食事をしていて結果的に食事内容が片寄ってしまい、崩れた栄養バランスを補正するためにビタミンなどの不足分を効率的にとるようなケースです。また、鉄分の摂取不足から鉄欠乏性貧血を起こしやすい人、たとえば若年から中年の女性などで、鉄分にターゲットを絞って補助的に摂取する場合などでも有効でしょう。

栄養機能食品と特定保健用食品

健康食品について、厚生労働省医薬食品局は二つの制度を設けています。それは「栄養機能食品」と「特定保健用食品」です。これらについて解説しましょう。

医学的・栄養学的に根拠が広く認められて確立された栄養素のうち、ミネラルの五種類とビタミンの一二種類について、それぞれの栄養成分を含んで基準を満たしたものが、「栄養機能食品」として認定されています。具体的には、ミネラルでは亜鉛、銅、鉄、カルシウム、マグネシウムの五種類、ビタミンとしては、ナイアシン、パントテン酸、ビオチン、ビタミンA、ビタミンB1、ビタミンB2、ビタミンB6、ビタミンB12、ビタミンC、ビタミンD、ビタミンE、葉酸《ようさん》の一二種類が認められています。これらは、不足すると栄養障害が起きるものであり、生命活動に不可欠なものです。

ここで注意しなければならないのは、日常的にバランスの取れた食生活を送っていれば、通常はあまり不足するものではないということです。つまり、認定されているからといっても、やみくもに摂取することが推奨されているわけではなく、一日に必要な栄養成分をとれない場合に、その補給・補完のために利用する食品だということを認識しておくことが重要です。

表示を注意して見ると、「栄養機能食品」であること、「栄養成分の名称と機能」「接取量の目安」「摂取上の注意」「食生活は、主食、主菜、副菜を基本に食事のバランスを」といった内容が必ず盛り込まれているはずです。

たとえば、鉄分の摂取不足から「鉄欠乏性貧血」と診断された場合には、まず、医薬品としての鉄剤で治療を受けるのが早道です。そして、その後の食生活でも摂取不足にならないよう、継続的に注意する必要があります。食生活を見直したうえで不足がちな場合には、成分量などの明らかな鉄分を含む栄養機能食品を摂取することには意義があり、理にかなっているといいます。

この「栄養機能食品」とは別に、現在五五三品目の食品について有効性や安全性が確認され、「特定保健用食品」として厚生労働省によって許可されています。これには、図５・６のようなマークがつけられて売られています。特定保健用食品は、略して「トクホ」ともいわれているようです。

つまり、血圧を安定させたり、血中のコレステロールなどを正常に保つことを助けたり、お腹の調子を整えるのに役立つなど、保健上の特定の用途のために利用される場合に、特定保健用食品であればその目的の機能成分を持っていることを確認できるわけです。

特定保健用食品とは、生理的機能や特定の保健機能を示す有効性や安全性などに関する科学的根拠についての国による審査をパスして許可・承認を受けた場合に、その内容を表示して販売できる食品です。具体的には、「便通を良好にする食品です」「体脂肪の分解を促進する食品です」といった表示をすることができます。

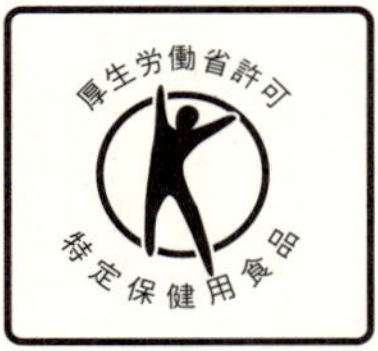

図 5・6 「特定保健用食品」のマーク

たとえば、血糖値の高い人は、血糖の上昇が穏やかになるデンプン由来の食物繊維を含んだ食品を摂取することがよい場合があります。そこで、「食物繊維として難消化性デキストリンを含んでおり、糖の吸収を穏やかにするので、血糖値の気になる方に適しています」といった表示のある食品が参考となります。

残念ながら、ピロリ菌に対する効果について認定を受けた特定保健用食品はまだありません。しかし前に述べたように、一部の乳酸菌や緑茶のカテキンなど、有用性の根拠が科学的に示されている食品も出てきているので、将来的には変わってくるかもしれません。

いずれにせよ、栄養機能食品についても特定保健用食品についても、まずは内容の理解が必要です。購入に際しては、本当に必要なものかどうか、消費者に判断が求められます。宣伝に惑わされて、何が必要なのかわからないまま、ただ「たくさん入っている」ものを買い求めることで健康産業の売上げに貢献するのではなく、食生活を見直して、普段から栄養バランスを考え、適切に判断できる賢い消費者になりたいものです。

健康を阻害している要因をチェックする

健康管理という意味では、信頼のおける医療機関で健康診断や食事の指導を受けることが効果的です。また、喫煙者では、禁煙をすることが健康増進には有意義であり、効果があります。タバコの有害物質は、慢性的に気道や肺の細胞を傷害し、炎症を起こし、全身的に見ても血流を悪化させて動脈硬化を促進することが明らかです。老化を人工的に起こしているようなものともいえます。さらには発癌物質も含まれています。

消化器系でいえば、ピロリ菌の感染者による慢性胃炎やB型C型肝炎ウイルス保有者の慢性肝炎では、まず病態に応じた治療やフォローアップを受けることが大切です。慢性胃炎や慢性肝炎のような病気も、いわば病原因子によって病的に老化が加速する状態と考えられるので、やはり可能な限り原因に直接働きかける治療が望まれます。

すなわち、病気について解明が進んでいるものでは、効果の不確実なサプリメントを気休めに用いるよりも、より有効な対策がないかを確認することが先決です。サプリメントや健康食品は、そのうえでの補助的な対処法と考えたいものです。

サプリメントの問題点

現在のサプリメント市場はやや過熱気味で、「健康によい」という情報がマスコミで喧伝されると、そのサプリメントの売上げが急に伸びるという現象が繰り返されています。健康情報は玉石混交です。扇動される前に、その情報がどの程度正しいのかを冷静に判断しましょう。有効性はどの程度実証されているのか、通常の食事では不足しているのか、過剰に摂取した場合に弊害はないか、といったことの裏づけが抜け落ちていることも少なくありません。また、売れるとなると、有効成分が十分入っていない粗悪なものが市場に出回るという問題も指摘されています。

本来、「健康によい」「老化の防止になる」「ボケ防止につながる」「癌を予防する」などという効能・効果についての評価は難しいものです。たとえば、「投与した群では生存率が改善した」ことを示す客観的なデータがあれば有用性を評価しやすいのですが、そういった根拠を示せるサプリメントはなかなかありません。

また、「ある病気の予防に有効」とか「病気を治す力がある」というのならば、投与された人々の主観的な印象だけではなく、「病気の罹患率が低下する」とか「病気にかかっている人の治癒率が向上した、あるいは罹病期間が短縮した」などを客観的に示す証拠があって、はじめて効能を謳うことができるはずです。

注意して新聞のチラシ広告やテレビのショッピング番組、インターネット広告をご覧になると、「効能・効果」を宣伝している割には、その根拠が「客観的な臨床成績」を示しておらず、代わりに「使用している人の主観的な話」を紹介しているものが多いことに気づくと思います。仮に試験管内のレベルや特殊な条件のもとでの動物実験で有効とされても、実際にヒトで有効かどうかを検証すると、有効性が証明できないものが数多くあるのです。

胃に効果のあるサプリメント

最後に、胃に対する効果が期待できるサプリメントについて整理しておきましょう。すでに述べたように、カテキンはその効果が期待されています。その除菌治療効果は、カテキン単独の場合と、薬剤との併用の場合についての成績があるようです。さらに追試など客観的根拠が確立すれば、「治療」の中に位置づけることができる可能性があります。

フコダインにもピロリ菌抑制効果が若干あるようですが、これについてはまだ治療的な有用性に関する十分な知見が得られている段階ではないと思われます。

その他、アロエ、ビタミンA、亜鉛などについて胃粘膜傷害によいサプリメントとして推奨されることがあるようです。ビタミンAや亜鉛は栄養機能食品に該当します。

ビタミンAが欠乏すると、夜盲や皮膚疾患が引き起こされることが知られています。ただし、通常の食事をとっていて欠乏状態でない場合については、補助的に摂取することに明らかな有効性があるというところまでは確認されていません。逆に、ビタミンAの過剰摂取によって脳圧亢進などをきたすことがあるとされています。

亜鉛が欠乏すると、口や鼻などの周囲の開口部や四肢末端の皮膚に特徴的な皮疹が出現し、味覚異常が認められたりしますが、通常の食事をしている場合の欠乏は稀です。

また、亜鉛の過剰症も通常の生活では稀で、いわゆる職業的な曝露での中毒が知られています。亜鉛を構成成分として持つ胃粘膜保護剤もあり、胃粘膜損傷がある場合には有効かもしれませんが、健常な人が積極的に摂取することでどの程度胃にメリットがあるかについては、「臨床効果」としての根拠が十分にあるとは言い難い段階です。

これらのサプリメントは、今後の研究によっては今以上に確実な根拠が示されるものがあるかもしれないので結論を急がないほうがよいかもしれませんが、現状で費用対効果まで含めて考えた場合、これに頼る必要のある人はきわめて限られていると思われます。

◇中性脂肪・遊離脂肪酸・飽和脂肪酸◇

中性脂肪は、通常、グリセロールに３つの脂肪酸がエステル結合したトリアシルグリセロール（ＴＧ）で、エネルギーの貯蔵形として脂肪組織にあり、水には溶けにくい物質です。中性脂肪が分解されると遊離《ゆうり》脂肪酸《しぼうさん》とモノアシルグリセロールに分かれます。

食物中の脂肪は小腸で分解された状態で吸収され、体内で再び合成されて利用されています。血液中では、中性脂肪はリポタンパク粒子の形で、また、遊離脂肪酸はアルブミンというタンパクと結合して運ばれています。

遊離脂肪酸は、中性脂肪が分解されてエネルギー源として利用される途中の物質で、肝臓や筋肉組織に取り込まれてエネルギーとなります。空腹が続くと、通常血中の中性脂肪は低下してきますが、遊離脂肪酸は、動員されて上昇する傾向にあります。

脂肪酸とは、長鎖炭化水素をもつ一価のカルボン酸です。その炭素に二重結合のないものが「飽和脂肪酸」で、動物性脂肪に多く含まれています。一方、二重結合のあるものが「不飽和脂肪酸」で、植物性脂肪に多く含まれています。

不飽和脂肪酸であるリノール酸は、体内で生成できないために必須脂肪酸の１つと考えられており、不足すると皮膚症状や疲れやすさなどの症状が出ることがあります。また、不飽和脂肪酸には、血中コレステロール値を低下させる働きがあるとされています。

オレイン酸はオリーブ油に豊富に含まれており、リノール酸はサフラワー油やコーン油に多い不飽和脂肪酸です。

ところが、過剰に摂取することは勧められません。たとえば、リノール酸を大量摂取すると、血栓症やアレルギー疾患との関連が懸念され、乳癌、大腸癌、前立腺癌との関連を示唆する報告もあります。

一方、オレイン酸については、心筋梗塞などの発症低下につながるのではないかという期待が持たれている一方で、動物実験では多量摂取で動脈硬化が促進したという報告もあり、やはり片寄った摂取は望ましくないようです。

索　引

★読者のみなさまにお願い

この本をお読みになって、どんな感想をお持ちでしょうか。次ページの「100字書評」（原稿用紙）にご記入のうえ、ページを切りとり、左記編集部までお送りいただけたらありがたく存じます。今後の企画の参考にさせていただきます。また、電子メールでも結構です。

お寄せいただいた「100字書評」は、ご了解のうえ新聞・雑誌などを通じて紹介させていただくこともあります。採用の場合は、特製図書カードを差しあげます。

なお、ご記入のお名前、ご住所、ご連絡先等は、書評紹介の事前了解、謝礼のお届け以外の目的で利用することはありません。また、それらの情報を六カ月を超えて保管することもありません。

〒一〇一—八七〇一　東京都千代田区神田神保町三—六—五　九段尚学ビル
祥伝社　書籍出版部　祥伝社新書編集部
電話〇三（三二六五）二三一〇　E-Mail : shinsho@shodensha.co.jp

★本書の購入動機（新聞名か雑誌名、あるいは○をつけてください）

＿＿＿＿新聞の広告を見て	＿＿＿＿誌の広告を見て	＿＿＿＿新聞の書評を見て	＿＿＿＿誌の書評を見て	書店で見かけて	知人のすすめで

★100字書評……ピロリ菌

名前

住所

年齢

職業

伊藤慎芳　いとう・まさよし

1954年、東京生まれ。医学博士。東北大学医学部卒業後、関東逓信病院、アムステルダム医療センターなどで研修。ＮＴＴ関東病院消化器内科医長、ＮＴＴ伊豆病院内科部長を経て、2005年より四谷メディカルキューブ内視鏡センター長。日本消化器内視鏡学会認定指導医、日本内科学会認定専門医、東海大学医学部非常勤講師。消化器病やピロリ菌の診療、内視鏡検査の経験が豊富である。

ピロリ菌《きん》

日本人6千万人の体に棲《す》む胃癌の元凶

伊藤慎芳《いとうまさよし》

2006年3月5日　初版第１刷

発行者……………深澤健一

発行所……………祥伝社しょうでんしゃ

〒101-8701　東京都千代田区神田神保町3-6-5

電話　03(3265)2081(販売部)

電話　03(3265)2310(編集部)

電話　03(3265)3622(業務部)

ホームページ　http://www.shodensha.co.jp/

装丁者……………盛川和洋　イラスト……………武田史子

印刷所……………萩原印刷

製本所……………ナショナル製本

造本には十分注意しておりますが、万一、落丁、乱丁などの不良品がありましたら、「業務部」あてにお送りください。送料小社負担にてお取り替えいたします。

Printed in Japan　ISBN4-396-11034-0　C0247